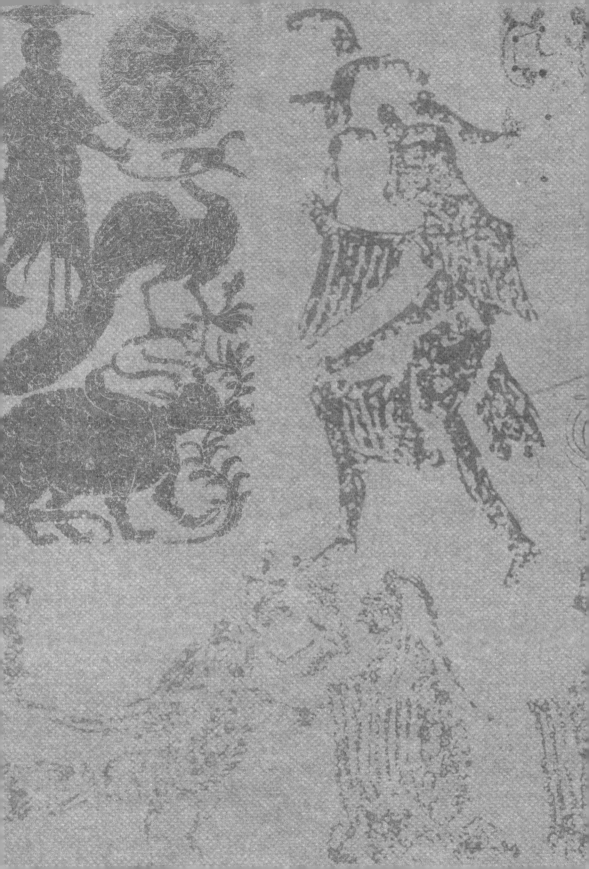

责任编辑　张永泰

封面设计　古　骥

内容提要

《张卿子伤寒论》，明末张
遂辰著。书凡七卷，卷一为辨脉
法、平脉法，卷二为伤寒例、辨
痓湿暍脉证、辨太阳病脉证并
治，卷三至卷六阐述六经病脉证
并治，卷七分述辨霍乱、阴阳易
及汗吐下诸不可脉证并治。

该书运用《内经》《难经》理论
注解《伤寒论》，通过对《伤寒
论》的阐释，从临床角度验证经
典，采用阴阳、寒热、虚实、营
卫、气血、邪正进退等理论，明
辨其义，以经解经，以论证论。

本次整理以清初刻本圣济堂藏板
为底本。

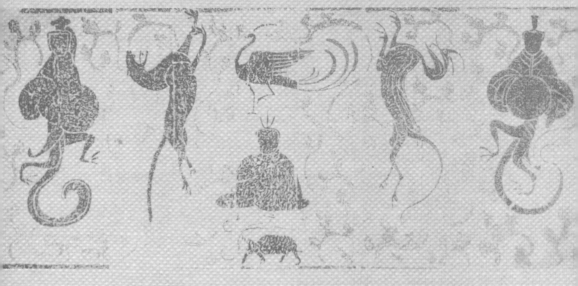

读中医药书，走健康之路

扫一扫　关注中国中医药出版社系列微信

上架建议　中医古籍

ISBN 978-7-5132-2862-6

9 787513 228626 >

定价：58.00元

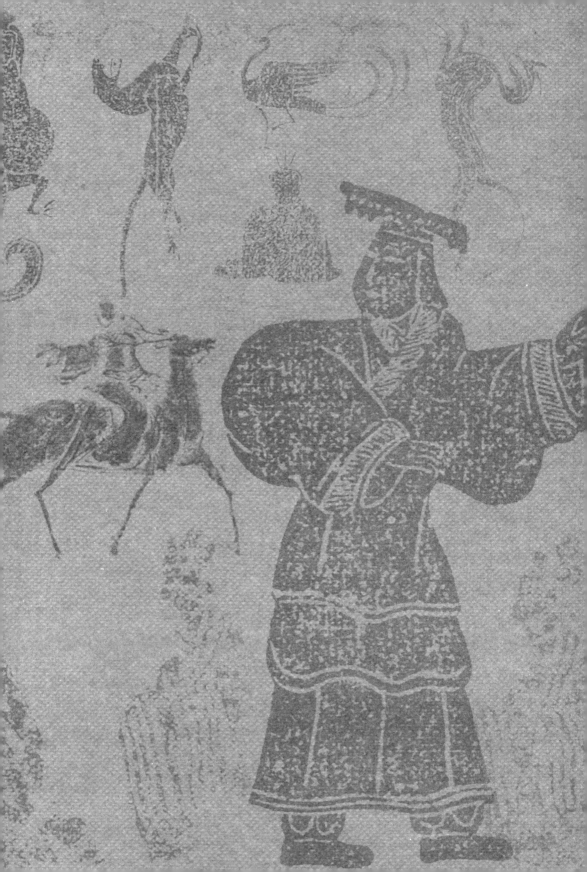

中国古医籍整理丛书

张卿子伤寒论

明·张遂辰 著

魏小萌　史马广寒　唐学敏　张慧珍　校注

中国中医药出版社

·北 京·

图书在版编目（CIP）数据

张卿子伤寒论/（明）张遂辰著；魏小萌等校注 . —北京：中国中医药出版社，2015. 12

（中国古医籍整理丛书）

ISBN 978 - 7 - 5132 - 2862 - 6

Ⅰ. ①张… Ⅱ. ①张… ②魏… Ⅲ. ①《伤寒论》 - 研究 Ⅳ. ①R222. 29

中国版本图书馆 CIP 数据核字（2015）第 261955 号

中 国 中 医 药 出 版 社 出 版
北京市朝阳区北三环东路 28 号易亨大厦 16 层
邮政编码 100013
传真 010 64405750
三河鑫金马印装有限公司印刷
各地新华书店经销

＊

开本 710 × 1000 1/16 印张 20.75 字数 130 千字
2015 年 12 月第 1 版 2015 年 12 月第 1 次印刷
书 号 ISBN 978 - 7 - 5132 - 2862 - 6

＊

定价 58.00 元
网址 www.cptcm.com

国家中医药管理局
中医药古籍保护与利用能力建设项目
组织工作委员会

主　任　委　员　王国强

副　主　任　委　员　王志勇　李大宁

执　行　主　任　委　员　曹洪欣　苏钢强　王国辰　欧阳兵

执行副主任委员　李　昱　武　东　李秀明　张成博

委　　　员

各省市项目组分管领导和主要专家

　（山东省）武继彪　欧阳兵　张成博　贾青顺

　（江苏省）吴勉华　周仲瑛　段金廒　胡　烈

　（上海市）张怀琼　季　光　严世芸　段逸山

　（福建省）阮诗玮　陈立典　李灿东　纪立金

　（浙江省）徐伟伟　范永升　柴可群　盛增秀

　（陕西省）黄立勋　呼　燕　魏少阳　苏荣彪

　（河南省）夏祖昌　刘文第　韩新峰　许敬生

　（辽宁省）杨关林　康廷国　石　岩　李德新

　（四川省）杨殿兴　梁繁荣　余曙光　张　毅

各项目组负责人

　王振国（山东省）　王旭东（江苏省）　张如青（上海市）

　李灿东（福建省）　陈勇毅（浙江省）　焦振廉（陕西省）

　蔡永敏（河南省）　鞠宝兆（辽宁省）　和中浚（四川省）

前言

　　中医药古籍是传承中华优秀文化的重要载体，也是中医学传承数千年的知识宝库，凝聚着中华民族特有的精神价值、思维方法、生命理论和医疗经验，不仅对于传承中医学术具有重要的历史价值，更是现代中医药科技创新和学术进步的源头和根基。保护和利用好中医药古籍，是弘扬中国优秀传统文化、传承中医学术的必由之路，事关中医药事业发展全局。

　　1949 年以来，在政府的大力支持和推动下，开展了系统的中医药古籍整理研究。1958 年，国务院科学规划委员会古籍整理出版规划小组在北京成立，负责指导全国的古籍整理出版工作。1982 年，国务院古籍整理出版规划小组召开全国古籍整理出版规划会议，制定了《古籍整理出版规划（1982—1990）》，卫生部先后下达了两批 200 余种中医古籍整理任务，掀起了中医古籍整理研究的新高潮，对中医文化与学术的弘扬、传承和发展，发挥了极其重要的作用，产生了不可估量的深远影响。

　　2007 年《国务院办公厅关于进一步加强古籍保护工作的意见》明确提出进一步加强古籍整理、出版和研究利用，以及

"保护为主、抢救第一、合理利用、加强管理"的方针。2009年《国务院关于扶持和促进中医药事业发展的若干意见》指出，要"开展中医药古籍普查登记，建立综合信息数据库和珍贵古籍名录，加强整理、出版、研究和利用"。《中医药创新发展规划纲要（2006—2020）》强调继承与创新并重，推动中医药传承与创新发展。

2003～2010年，国家财政多次立项支持中国中医科学院开展针对性中医药古籍抢救保护工作，在中国中医科学院图书馆设立全国唯一的行业古籍保护中心，影印抢救濒危珍本、孤本中医古籍1640余种；整理发布《中国中医古籍总目》；遴选351种孤本收入《中医古籍孤本大全》影印出版；开展了海外中医古籍目录调研和孤本回归工作，收集了11个国家和2个地区137个图书馆的240余种书目，基本摸清流失海外的中医古籍现状，确定国内失传的中医药古籍共有220种，复制出版海外所藏中医药古籍133种。2010年，国家财政部、国家中医药管理局设立"中医药古籍保护与利用能力建设项目"，资助整理400余种中医药古籍，并着眼于加强中医药古籍保护和研究机构建设，培养中医古籍整理研究的后备人才，全面提高中医药古籍保护与利用能力。

在此，国家中医药管理局成立了中医药古籍保护和利用专家组和项目办公室，专家组负责项目指导、咨询、质量把关，项目办公室负责实施过程的统筹协调。专家组成员对古籍整理研究具有丰富的经验，有的专家从事古籍整理研究长达70余年，深知中医药古籍整理研究的重要性、艰巨性与复杂性，履行职责认真务实。专家组从书目确定、版本选择、点校、注释等各方面，为项目实施提供了强有力的专业指导。老一辈专家的学术水平和智慧，是项目成功的重要保证。项目承担单位山东中医药大学、南京中医药大学、上海中医药大学、福建中医药大学、浙江省中医药研究院、陕西省中医药研究院、河南省中医药研究院、辽宁中医药大学、成都中医药大学及所在省市中医药管理部门精心组织，充分发挥区域间互补协作的优势，并得到承担项目出版工作的中国中医药出版社大力配合，全面推进中医药古籍保护与利用网络体系的构建和人才队伍建设，使一批有志于中医学术传承与古籍整理工作的人才凝聚在一起，研究队伍日益壮大，研究水平不断提高。

本着"抢救、保护、发掘、利用"的理念，该项目重点选择近60年未曾出版的重要古医籍，综合考虑所选古籍的保护价值、学术价值和实用价值。400余种中医药古籍涵盖了医经、基础理论、诊法、伤寒金匮、温病、本草、方书、内科、外科、女科、儿科、伤科、眼科、咽喉口齿、针灸推拿、养生、医案医话医论、医史、临证综合等门类，跨越唐、宋、金元、明以迄清末。全部古籍均按照项目办公室组织完成的行业标准《中医古籍整理规范》及《中医药古籍整理细则》进行整理校注，绝大多数中医药古籍是第一次校注出版，一批孤本、稿本、抄本更是首次整理面世。对一些重要学术问题的研究成果，则集中收录于各书的"校注说明"或"校注后记"中。

"既出书又出人"是本项目追求的目标。近年来，中医药古籍整理工作形势严峻，老一辈逐渐退出，新一代普遍存在整理研究古籍的经验不足、专业思想不坚定等问题，使中医古籍整理面临人才流失严重、青黄不接的局面。通过本项目实施，搭建平台，完善机制，培养队伍，提升能力，经过近5年的建设，锻炼了一批优秀人才，老中青三代齐聚一堂，有效地稳定了研究队伍，为中医药古籍整理工作的开展和中医文化与学术的传承提供必备的知识和人才储备。

本项目的实施与《中国古医籍整理丛书》的出版，对于加强中医药古籍文献研究队伍建设、建立古籍研究平台，提高古籍整理水平均具有积极的推动作用，对弘扬我国优秀传统文化，推进中医药继承创新，进一步发挥中医药服务民众的养生保健与防病治病作用将产生深远影响。

第九届、第十届全国人大常委会副委员长许嘉璐先生，国家卫生计生委副主任、国家中医药管理局局长、中华中医药学会会长王国强先生，我国著名医史文献专家、中国中医科学院马继兴先生在百忙之中为丛书作序，我们深表敬意和感谢。

由于参与校注整理工作的人员较多，水平不一，诸多方面尚未臻完善，希望专家、读者不吝赐教。

国家中医药管理局中医药古籍保护与利用能力建设项目办公室
二〇一四年十二月

许 序

"中医"之名立，迄今不逾百年，所以冠以"中"字者，以别于"洋"与"西"也。慎思之，明辨之，斯名之出，无奈耳，或亦时人不甘泯没而特标其犹在之举也。

前此，祖传医术（今世方称为"学"）绵延数千载，救民无数；华夏屡遭时疫，皆仰之以度困厄。中华民族之未如印第安遭染殖民者所携疾病而族灭者，中医之功也。

医兴则国兴，国强则医强。百年运衰，岂但国土肢解，五千年文明亦不得全，非遭泯灭，即蒙冤扭曲。西方医学以其捷便速效，始则为传教之利器，继则以"科学"之冕畅行于中华。中医虽为内外所夹击，斥之为蒙昧，为伪医，然四亿同胞衣食不保，得获西医之益者甚寡，中医犹为人民之所赖。虽然，中国医学日益陵替，乃不可免，势使之然也。呜呼！覆巢之下安有完卵？

嗣后，国家新生，中医旋即得以重振，与西医并举，探寻结合之路。今也，中华诸多文化，自民俗、礼仪、工艺、戏曲、历史、文学，以至伦理、信仰，皆渐复起，中国医学之兴乃属必然。

迄今中医犹为国家医疗系统之辅，城市尤甚。何哉？盖一则西医赖声、光、电技术而于20世纪发展极速，中医则难见其进。二则国人惊羡西医之"立竿见影"，遂以为其事事胜于中医。然西医已自觉将入绝境：其若干医法正负效应相若，甚或负远逾于正；研究医理者，渐知人乃一整体，心、身非如中世纪所认定为二对立物，且人体亦非宇宙之中心，仅为其一小单位，与宇宙万象万物息息相关。认识至此，其已向中国医学之理念"靠拢"矣，虽彼未必知中国医学何如也。唯其不知中国医理何如，纯由其实践而有所悟，益以证中国之认识人体不为伪，亦不为玄虚。然国人知此趋向者，几人？

国医欲再现宋明清高峰，成国中主流医学，则一须继承，一须创新。继承则必深研原典，激清汰浊，复吸纳西医及我藏、蒙、维、回、苗、彝诸民族医术之精华；创新之道，在于今之科技，既用其器，亦参照其道，反思己之医理，审问之，笃行之，深化之，普及之，于普及中认知人体及环境古今之异，以建成当代国医理论。欲达于斯境，或需百年欤？予恐西医既已醒悟，若加力吸收中医精粹，促中医西医深度结合，形成21世纪之新医学，届时"制高点"将在何方？国人于此转折之机，能不忧虑而奋力乎？

予所谓深研之原典，非指一二习见之书、千古权威之作；就医界整体言之，所传所承自应为医籍之全部。盖后世名医所著，乃其秉诸前人所述，总结终生行医用药经验所得，自当已成今世、后世之要籍。

盛世修典，信然。盖典籍得修，方可言传言承。虽前此50余载已启医籍整理、出版之役，惜旋即中辍。阅20载再兴整理、出版之潮，世所罕见之要籍千余部陆续问世，洋洋大观。

今复有"中医药古籍保护与利用能力建设"之工程，集九省市专家，历经五载，董理出版自唐迄清医籍，都 400 余种，凡中医之基础医理、伤寒、温病及各科诊治、医案医话、推拿本草，俱涵盖之。

噫！璐既知此，能不胜其悦乎？汇集刻印医籍，自古有之，然孰与今世之盛且精也！自今而后，中国医家及患者，得览斯典，当于前人益敬而畏之矣。中华民族之屡经灾难而益蕃，乃至未来之永续，端赖之也，自今以往岂可不后出转精乎？典籍既蜂出矣，余则有望于来者。

谨序。

第九届、十届全国人大常委会副委员长

许嘉璐

二〇一四年冬

王 序

中医学是中华民族在长期生产生活实践中，在与疾病作斗争中逐步形成并不断丰富发展的医学科学，是中国古代科学的瑰宝，为中华民族的繁衍昌盛作出了巨大贡献，对世界文明进步产生了积极影响。时至今日，中医学作为我国医学的特色和重要医药卫生资源，与西医学相互补充、相互促进、协调发展，共同担负着维护和促进人民健康的任务，已成为我国医药卫生事业的重要特征和显著优势。

中医药古籍在存世的中华古籍中占有相当重要的比重，不仅是中医学术传承数千年最为重要的知识载体，也是中医为中华民族繁衍昌盛发挥重要作用的历史见证。中医药典籍不仅承载着中医的学术经验，而且蕴含着中华民族优秀的思想文化，凝聚着中华民族的聪明智慧，是祖先留给我们的宝贵物质财富和精神财富。加强对中医药古籍的保护与利用，既是中医学发展的需要，也是传承中华文化的迫切要求，更是历史赋予我们的责任。

2010 年，国家中医药管理局启动了中医药古籍保护与利用能力建设项目。这既是传承中医药的重要工程，也是弘扬优秀民族文化的重要举措，不仅能够全面推进中医药的有效继承和创新发展，为维护人民健康做出贡献，也能够彰显中华民族的璀璨文化，为实现中华民族伟大复兴的中国梦作出贡献。

相信这项工作一定能造福当今，嘉惠后世，福泽绵长。

国家卫生与计划生育委员会副主任
国家中医药管理局局长
中华中医药学会会长

王国强

二〇一四年十二月

马 序

　　新中国成立以来，党和国家高度重视中医药事业发展，重视古籍的保护、整理和研究工作。自 1958 年始，国务院先后成立了三届古籍整理出版规划小组，分别由齐燕铭、李一氓、匡亚明担任组长，主持制订了《整理和出版古籍十年规划（1962—1972）》《古籍整理出版规划（1982—1990）》《中国古籍整理出版十年规划和"八五"计划（1991—2000）》等，而第三次规划中医药古籍整理即纳入其中。1982 年 9 月，卫生部下发《1982—1990 年中医古籍整理出版规划》，1983 年 1 月，中医古籍整理出版办公室正式成立，保证了中医古籍整理出版规划的实施。2002 年 2 月，《国家古籍整理出版"十五"（2001—2005）重点规划》经新闻出版署和全国古籍整理出版规划领导小组批准，颁布实施。其后，又陆续制定了国家古籍整理出版"十一五"和"十二五"重点规划。国家财政多次立项支持中国中医科学院开展针对性中医药古籍抢救保护工作，文化部在中国中医科学院图书馆专门设立全国唯一的行业古籍保护中心，国家先后投入中医药古籍保护专项经费超过 3000 万元，影印抢救濒危珍、善、孤本中医古籍 1640 余种，开展了海外中医古籍目录调研和孤本回归工作。2010 年，国家财政部、国家中医药管理局安排国家公共卫生专项资金，设立了"中医药古籍保护与利用能力建设项目"，这是继 1982～1986 年第一批、第二批重要中医药古籍整理之后的又一次大规模古籍整理工程，重点整理新中国成立后未曾出版的重要古籍，目标是形成并普及规范的通行本、传世本。

为保证项目的顺利实施，项目组特别成立了专家组，承担咨询和技术指导，以及古籍出版之前的审定工作。专家组中的许多成员虽逾古稀之年，但老骥伏枥，孜孜不倦，不仅对项目进行宏观指导和质量把关，更重要的是通过古籍整理，以老带新，言传身教，培养一批中医药古籍整理研究的后备人才，促进了中医药古籍保护和研究机构建设，全面提升了我国中医药古籍保护与利用能力。

作为项目组顾问之一，我深感中医药古籍保护、抢救与整理工作的重要性和紧迫性，也深知传承中医药古籍整理经验任重而道远。令人欣慰的是，在项目实施过程中，我看到了老中青三代的紧密衔接，看到了大家的坚持和努力，看到了年轻一代的成长。相信中医药古籍整理工作的将来会越来越好，中医药学的发展会越来越好。

欣喜之余，以是为序。

中国中医科学院研究员

马继兴

二〇一四年十二月

校注说明

　　《张卿子伤寒论》著于明天启十年（1624），刊刻于明崇祯十七年（1644），系一部临床价值较高的研究《伤寒论》专著。

　　张遂辰，字卿子，号相期，又号西农老人，明末医家。张氏学宗伤寒，倡维护旧论，主张《伤寒论》应悉依旧本，不敢去取。张氏以成无己《注解伤寒论》为底本，赵开美翻刻宋板《伤寒论》为参校本，旁采朱肱、许叔微、庞安时、王履、王肯堂等医家伤寒解悟心得，增补成注，间或参诸己见，撰成《集注伤寒论》，即《张卿子伤寒论》。本书既保持了《注解伤寒论》原貌，又体现了宋、元、明时期学者研究《伤寒论》的成就。

　　一、版本源流

　　据《中国中医古籍总目》著录，本书主要版本有明刻本、清初刻本圣济堂藏板、清文翰楼刻本、清锦和堂刻本、日本京师书坊刻本、仲景全书本。实地调研见到如下版本信息：明刻本有俗字及现代简化汉字的修补痕迹，为民间仿刻本；清初刻本圣济堂藏板与明刻本未见差异，为同一版本；清文翰楼刻本与圣济堂藏板属同一版本系统，但晚于圣济堂藏板；清锦和堂刻本错讹较多；仲景全书（五种本）系仿刻日本京师书坊刻本，与其为同一版本系统。

　　二、底本、校本选择

　　本次校注所选底本为清初刻本圣济堂藏板，因其内容完整，校勘精当，刻印较精，故选为底本。校本为仲景全书本（五种本）（简称仲景全书本），以《灵枢经》（明赵府居敬堂本）、

《伤寒论》（台湾故宫博物院所藏的明万历二十七年己亥赵开美校刻仲景全书本）、《注解伤寒论》（清光绪六年扫叶山房刻本）等为他校本。

三、校注原则与方法

1. 凡底本有衍、误、倒、脱者，改正并出校记。

2. 底本中字形属一般笔画之误，如己、已不分，叁、参不论，失、矢不辨等，径改，不出校记。

3. 底本中使用的通假字保留本字，出注校记说明。

4. 凡原书中繁体字、古字、异体字、俗写字，以规范简化字律齐，径改不出校。

5. 因竖排改横排，原"右""左"表示前后者，径改为"上"、"下"。音释部分方位词"上"径改为"左"，"下"径改为"右"。

6. 凡是"藏""府""胎""差""已"字义为"脏""腑""苔""瘥""以"时，径改，不出注。

7. "凡例"每段前符号"一"，径删。

8. 底本目录原在各卷之首，本次整理将目录一并置于全书正文之前。

《伤寒论》序^①

　　夫前圣有作，后必有继而述之者，则其教乃得著于世矣。医之道，源自炎黄，以至神之妙，始兴经方，继而伊尹以元圣之才，撰成《汤液》，俾黎庶之疾疢，咸遂蠲除，使万代之生灵普蒙拯济。后汉张仲景又广《汤液》为《伤寒卒病论》十数卷，然后医方大备，兹先圣后圣若合符节。至晋太医令王叔和，以仲景之书撰次成叙，得为完帙。昔人以仲景方一部为众方之祖，盖能继述先圣之所作，迄今千有余年，不坠于地者，又得王氏阐明之力也。《伤寒论》十卷，其言精而奥，其法简而详，非寡闻浅见所能赜^②究。后虽有学者，又各自名家，未见发明。仆忝^③医业，自幼徂老，耽味仲景之书五十余年矣，虽粗得其门而近升乎堂，然未入于室，常为之慊^④然。昨者邂逅聊摄^⑤成公，议论该^⑥博，术业精通而有家学，注成《伤寒》十卷，出以示仆。其三百九十七法之内，分析异同，彰明隐奥，候陈脉理，区别阴阳，使表里以昭然，俾汗下而灼见。百一十二方之后，通明名号之由，彰显药性之主，十剂轻重之攸分，七精制用之斯见，别气味之所宜，明补泻之所适。又皆引《内经》，旁牟众说，方法之辨莫不允当，实前贤所未言，后学所未识，是

---

① 伤寒论序：仲景全书本作"注解伤寒论序"。
② 赜（zé 则）：深奥。
③ 忝（tiǎn 舔）：谦辞，表示辱没他人，自己有愧。
④ 慊：不满足。
⑤ 聊摄：古地名。即今山东聊城。
⑥ 该：通"赅"。完备。《孔子家语·正论解》："夫孔子者，圣无不该。"

得仲景之深意者也。昔所谓慊然者，今悉达其奥矣。亲觌①其书，诚难默默，不揆②荒芜，聊序其略。

时甲子中秋日洛阳严器之序

---

① 觌（dí 笛）：见。
② 揆（kuí 奎）：揣度。

《伤寒论》序

夫《伤寒论》，盖祖述①大圣人之意，诸家莫其伦拟②，故晋·皇甫谧序《甲乙针经》云：伊尹以元圣之才撰用《神农本草》，以为《汤液》。汉张仲景论广《汤液》为十数卷，用之多验。近世太医令王叔和撰次仲景遗论甚精，皆可施用。是仲景本伊尹之法，伊尹本神农之经，得不谓祖述大圣人之意乎？张仲景《汉书》无传，见《名医录》云，南阳人，名机，仲景乃其字也，举孝廉，官至长沙太守。始受术于同郡张伯祖，时人言识用精微过其师。所著论，其言精而奥，其法简而详，非浅闻寡见者所能及。自仲景于今八百余年，惟王叔和能学之，其间如葛洪、陶景③、胡洽④、徐之才⑤、孙思邈辈，非不才也，但各自名家而不能修明之。开宝中，节度使高继冲⑥曾编录进上，其文理舛错，未尝考正，历代虽藏之书府，亦缺于雠⑦校，是使治病之流，举天下无或知者。国家诏儒臣校正医书，臣奇续被其选。以为百病之急，无急于伤寒，今先校定张仲景《伤

---

① 祖述：效法阐述。

② 伦拟：比拟。

③ 陶景：指陶弘景。唐代避唐高宗太子李弘讳改。南朝医药家，字通明，号华阳居士。撰《本草经集注》等。

④ 胡洽：即胡道洽，南北朝避齐太祖萧道成讳改。南北朝时北齐医家。撰《百病方》，已佚。

⑤ 徐之才：南北朝时北齐医家，字士茂。撰《徐氏家秘方》等，均佚。

⑥ 高继冲：五代十国末期南平国君主，字成和。南平亡后，纳土归宋，任命为节度使。

⑦ 雠（chóu 仇）：校对文字。

寒论》十卷，总二十二篇证，外合三百九十七法，除复重定有
一百一十二方，今请颁行。

太子右赞善大夫臣高保衡、尚书屯田员外郎臣孙奇、
尚书司封郎中秘阁校理臣林亿等谨上

医林列传

张机

张机，字仲景，南阳人也。受业于同郡张伯祖，善于治疗，尤精经方。举孝廉，官至长沙太守，后在京师为名医，于当时为上手。以宗族二百余口，建安纪年以来，未及十稔①，死者三之二，而伤寒居其七。乃著论二十二篇证，外合三百九十七法，一百一十二方，其文辞简古奥雅，古今治伤寒者，未有能出其外者也。其书为诸方之祖，时人以为扁鹊、仓公无以加之，故后世称为医圣。

王叔和

王叔和，高平人也。性度沉静，博好经方，尤精诊处。洞识养生之道，深晓疗病之源，采摭②群论，撰成《脉经》十卷。叙阴阳表里，辨三部九候，分人迎气口神门，条十二经、二十四气、奇经八脉、五脏六腑、三焦四时之疴，纤悉备具，咸可按用。凡九十七篇，又次《张仲景方论》为三十六卷，大行于世。

成无己

成无己，聊摄人。家世儒医，性识明敏，记问该博，撰述《伤寒》义，皆前人未经道者。指在定体分形析证，若同而异者明之，似是而非者辨之。古今言伤寒者祖张仲景，但因其证而用之，初未有发明其意义。成无己博极研精，深造自得，本

---

① 稔（rěn 忍）：年。
② 摭（zhí 值）：拾取。

《难》《素》《灵枢》诸书，以发明其奥。因仲景方论，以辨析其理。极表里、虚实、阴阳死生之说，究药病轻重、去取加减之意，真得长沙公之旨趣。所著《伤寒论》十卷，《明理论》三卷，《论方》一卷，大行于世。

伤寒卒病论集

论曰：余每览越人入虢之诊、望齐侯之色，未尝不慨然叹其才秀也。怪当今居世之士，曾不留神医药，精究方术，上以疗君亲之疾，下以救贫贱之厄，中以保身长全，以养其生，但竞逐荣势，企踵①权豪，孜孜汲汲，惟名利是务，崇饰其末，忽弃其本，华其外而悴其内。皮之不存，毛将安附焉？卒然遭邪风之气，婴②非常之疾，患及祸至，而方震栗。降志屈节，钦望巫祝，告穷归天，束手受败。赍③百年之寿命，持至贵之重器，委付凡医，恣其所措。咄嗟呜呼！厥身已毙，神明消灭，变为异物，幽潜重泉，徒为啼泣。痛夫！举世昏迷，莫能觉悟，不惜其命，若是轻生，彼何荣势之云哉？而进不能爱人知人，退不能爱身知己，遇灾值祸，身居厄地，蒙蒙昧昧，蠢若游魂。哀乎！趋世之士，驰竞浮华，不固根本，忘躯徇④物，危若冰谷，至于是也！

余宗族素多，向余二百。建安纪年以来，犹未十稔，其死亡者三分有二，伤寒十居其七。感往昔之沦丧，伤横夭之莫救，乃勤求古训，博采众方，撰用《素问》《九卷》《八十一难》《阴阳大论》《胎胪药录》，并平⑤脉辨证，为《伤寒杂病论》，合十六卷。虽未能尽愈诸病，庶可以见病知源。若能寻余所集，

---

① 企踵：踮起脚跟。意为仰慕。
② 婴：遭受。
③ 赍（jī基）：拿着。
④ 徇：营求。
⑤ 平（pián 骈）：辨别，《尚书·尧典》："九族既睦，平章百姓。"

思过半矣。

　　夫天布五行，以运万类；人禀五常，以有五脏。经络腑俞，阴阳会通。玄冥幽微，变化难极。自①非才高识妙，岂能探其理致哉！上古有神农、黄帝、岐伯、伯高、雷公、少俞、少师、仲文，中世有长桑、扁鹊，汉有公乘阳庆及仓公。下此以往，未之闻也。观今之医，不念思求经旨，以演其所知，各承家技，终始顺旧。省疾问病，务在口给。相对斯须，便处汤药。按寸不及尺，握手不及足，人迎、趺阳三部不参，动数发息不满五十。短期未知决诊，九候曾无仿佛，明堂阙庭尽不见察，所谓窥管而已。夫欲视死别生，实为难矣！

　　孔子云：生而知之者上，学则亚之。多闻博识，知之次也。余宿尚方术，请事斯语。

　　　　　　　　　　　　　　　　　汉长沙守南阳张机著

---

①　自：如果。

凡　例

　　仲景之书精入无伦，非善读，未免滞于语下。诸家论述各有发明，而聊摄成氏引经析义，尤称详洽，虽牴牾①附会间或时有，然诸家莫能胜之。初学不能舍此索途也。悉依旧本，不敢去取。

　　诸家善发仲景之义者无过南阳，外此如叔维②、潜善、洁古③、安常④、东垣、丹溪、安道⑤，近代如三阳⑥、宇泰⑦诸君子单词片语，虽不尽拘长沙辙迹，实深得长沙精义。急为采入，以补六经未发之旨也。

　　是书仲景自序原为十六卷，至叔和次为三十六卷，今坊本仅得十卷，而七八卷又合两为一，十卷仅次遗方，先后详略非复仲景、叔和之旧矣。今依辨平脉法为第一卷，自伤寒大例及六经次第不复，妄有诠次，止以先后匀适约为六卷，其遗方并入论集，便于简阅。大抵因三阳王氏义例云。

---

　①　牴牾（dǐwǔ 底午）：抵触，矛盾。

　②　叔维：疑指许叔微。北宋医家，字知可。撰《普济本事方》等。

　③　洁古：张元素之字。金代医家。撰《医学启源》等。

　④　安常：庞安时之字。宋代医家。撰《伤寒总病论》。

　⑤　安道：王履之字。明初医家，号畸叟。撰《伤寒立法考》《医经溯洄集》等。

　⑥　三阳：指王三阳。明代医家。撰《东垣先生伤寒正脉》。

　⑦　宇泰：王肯堂之字。明代医家，号损庵。撰《证治准绳》等。

音 释

卷一

见：音现，下同

谵：职廉切，病人寐而自
　语也

剧：竭戟切，甚也

鞕：音硬，下同

洒淅：左所右切，右音析，
　寒惊貌

恶：乌路切

呴：音句切，嘘气往来也

濡：汝朱切，润也

阖：音合

噪：子到切，动也

蔼：于盖切

瞥：匹灭切

萦：于营切

驮：音驮，疾儿

痞：音备

而濡：音软，柔也

转索：左株恋切，右苏各切

漐：阻立切，汗出和也

跗：音夫

腐：音府，烂也

燥：苏到切，干也

噫：乙界切

烁：式灼切

溲：所留切，溺也

槷：直立切

侠：音协，又音夹

黧：力支切，切面黄

哕：于月切，逆气也

餲：音噎，义同

衄：女六切

慄①：音栗，惧貌

邪中：音众

溷：胡困切，浊乱也

怫②郁：左音佛，右音熨

痈：于容切

噎：乙骨切，噎，咽也

豚：徒浑切

① 慄：原作"傈"，据仲景全书本改。
② 怫：原作"拂"，据仲景全书本改。

盍：音合

圊：七情切，厕也

湫：子由切，又子小切

魪：鱼斤切

麋：音迷

悍：胡旦切

眦：静计切

参差：左初簪切，右楚宜切

铨：七全切

铢：音殊

潴：音畜，水聚也

其差：楚懈切

呻①：音申

卵②：音卢管切

咙：力公切，喉咙也

菽：音叔，豆也

劲：居正切，健也

淖：奴教切

覆：芳救切

牝藏：左眦忍切，右木浪切③，阴藏也

疡：以羊切

僵仆：左音姜，右音副

翕奄：左音吸，右音掩

见阳：音现

股：音古，髀也

惵：徒颊切，动惧貌

谐：音鞋，和也

戾：音利

痂癞：左音加，右力代切

噫：乌介切

酢：音醋

冒：音帽，昏冒也

茊：苦侯切

卷二

清凉：左切正反

疫：音役

忿：孚吻切

疹：之忍切，瘾疹也

飧泄：左音孙，右音泄

囟门：音信

痎：音皆，疟也

頔頞：左音拙，面骨也，右音遏，鼻也

逮：音代，及也

---

① 呻：原作"坤"，据仲景全书本改。

② 卵：原作"卯"，据仲景全书本改。

③ 左眦忍切，右木浪切：据文义疑"眦""木"二字互倒。

砭：悲廉切，石针也

焫：如劣切

中病：左音众

之长：音掌

嗌：音益，咽也

沓：徒合切

俱见：音现

嚏：丁计切

瘳：音抽，病愈也

痼：音固

迄：许讫切，至也

狭㦬：左户甲切，右莫孔切

殒：羽粉切

晬：压对切，周岁也

痏：羽轨切

膺：于陵切，胸也

髃：音偶，又音虞，肩前也

痓：充至切。恶也，一曰风病

暍：音谒，伤暑也

痉：巨井切，强急也

几几：音殊，短羽鸟飞，几几也

挛：力全切

内药：左音纳

哺：布胡切

洒：苏狠切，惊貌

恶寒：左乌路切

怫：音佛

鼾：音汗，卧息也

癃：音隆

淅：思历切

熇：许酷切，热也

啜：昌悦切

漐：直立切，汗出貌

胫：胡定切

卷三

内诸药：左音纳

啜粥：左昌悦切，饮水也

胁热：左音挟

见风脉：左音现

渍：疾智切，呕也

蚘：音回，人腹中长虫也

茈：音柴

瞑：音冥，视不明也

悸：其季切，心动也

人参：右音参

咀：左音夫，右才与切，咀，嚼也，剉如麻豆也

更衣：音庚，改也

沫：音末

懊憹：左于刀切，右奴刀切，又女江切，心乱也，懊憹痛悔声

掰：脾入切

眴：音县，目摇也

栗：音栗，惧也

蕴：纡问切，积也

嘿：音墨，静也

但见：右音现

饴：音怡，饧也

烝：诸仍切，火气上行也

募：音暮

渗：色阴切

谛：音帝，审也

水蛭：音质

虻：音盲

驶峻：左音决，右思俊切，险也

铉：音贤

卷四

俛：音免，俯也

眴：水伦切，目动也

匮：求位切，匣也

痿：于危切，痹病也

耎：音软，柔也

椎：音槌

掣：昌列切

涸：乎各切，竭也

烊：音羊

卷五

厕：初吏切，圊溷也

瘕：音假，腹中久病也

疸：音旦，黄病

愦：古对切，心乱也

怵：敕律切，憋也

惕：音踢，敬也，又忧惧也

瘅：丁贺切，劳病也

卷六

踡：音拳，不伸也

愤：扶粉切，懑也

恶涴：左乌路切，耻也，憎也

撞：宅江切，击也

卷七

拒：音巨，抑也

函：音含，又音咸，书函

䀮：音荒，目不明也

脘：音管，胃府也

蒂：音帝，瓜蒂也

䏩：鱼结切，噎也

盥：音贯，澡手也

怅怏：左丑亮切，望恨也；右于亮切，不服也

嘤：于耕切，鸟鸣也

溉灌：左居代切，右音贯注也

目 录

卷 三

卷　四

辨太阳病脉证并治下第七

　　……………… 一四五

卷　五

卷 一

辨脉法第一

问曰：脉有阴阳者，何谓也。答曰：凡脉大浮数动滑，此名阳也。脉沉涩弱弦微，此名阴也。凡阴病见阳脉者生，阳病见阴脉者死。

《内经》曰：微妙在脉，不可不察。察之有纪，从阴阳始，始之有经，从五行生。兹首论曰脉之阴阳者，以脉从阴阳始故也。阳脉有五，阴脉有五，以脉从五行生故也。阳道常饶，大、浮、数、动、滑五者，比之平脉也有余，故谓之阳。阴道常乏，沉、涩、弱、弦、微五者，比之平脉也不及，故谓之阴。伤寒之为病，邪在表，则见阳脉，邪在里，则见阴脉。阴病见阳脉而主生者，则邪气自里之表，欲汗而解也。如厥阴中风，脉微浮为欲愈，不浮为未愈者是也。阳病见阴脉而主死者，则邪气自表入里，正虚邪胜。如谵言、妄语、脉沉细者，死是也。《金匮要略》曰：诸病在外者可治，入里者即死，此之谓也。

王三阳云：阴病见阳脉，邪气虽盛，而元气未脱也。阳病见阴脉，邪气既盛，而元气已脱也。此皆初起便是阴症，便是阳症，固非后来自里之表，自表之里也。何也？若邪既传里，难得复之表而发汗。况邪气自表入里，此又阳症传阴之常，岂可便断为死乎？惟阳症脉沉，则阴脉见矣，沉又不数，而反见微弱，方是死脉。然则此非元气脱而何？故成引厥阴中风谵言、妄语二条，是自里之表，自表之里二句，不能无疑也。

问曰：脉有阳结阴结者，何以别之？答曰：其脉浮而数，能食，不大便者，此为实，名曰阳结也，期十七日当剧。其脉沉而迟，不能食，身体重，大便反硬，名曰阴结也，期十四日当剧。

结者，气偏结固，阴阳之气不得而杂之，阴中有阳，阳中有阴，阴阳相杂以为和，不相杂以为结。浮数阳脉也，能食而不大便，里实也，为阳气结固，阴不得而杂之，是名阳结。沉迟阴脉也，不能食，身体重，阴病也，阴病见阴脉，则当下利，今大便硬者，为阴气结固，阳不得而杂之，是名阴结。论其数者，伤寒之病，一日太阳，二日阳明，三日少阳，四日太阴，五日少阴，六日厥阴。至六日为传经尽，七日当愈，七日不愈者，谓之再传经。言再传经者，再自太阳而传，至十二日再至厥阴为传经尽，十三日当愈。十三日不愈者，谓之过经，言再传过太阳之经，亦以次而传之也。阳结为火，至十七日传少阴水，水能制火，火邪解散则愈。阴结属水，至十四日传阳明土，土能制水，水邪解散则愈。彼邪气结甚，水又不能制火，土又不能制水，故当剧。《内经》曰：一候^①后则病，二候后则病甚，三候后则病危也。

王文禄^②云：伤寒传经，阳三日，阴三日。结者，阴阳偏剧。阳剧于三天，故十七日。阴剧于两地，故十四日。

问曰：病有洒淅恶寒，而复发热者何？答曰：阴脉不足，阳往从之，阳脉不足，阴往乘之。曰：何谓阳不足？答曰：假令寸口脉微，名曰阳不足。阴气上入阳中，则洒淅恶寒也。曰：何谓阴不足？答曰：假令尺脉弱，名曰阴不足。阳气下陷入阴中，则发热也。

一阴一阳谓之道，偏阴偏阳谓之疾。阴偏不足，则阳得而从之。阳偏不足，则阴得而乘之。阳不足，则阴气上入阳中，为恶寒者，阴胜则寒矣。阴不足，则阳气下陷入阴中，为发热者，阳胜则热矣。

张兼善^③云：此章论所以然之理，非病已发于外而言也。凡病伤寒者，皆因荣卫不足，是以尺寸之脉皆微弱，外邪因得相袭，使阴阳相乘，故洒淅恶寒而复发热也。

阳脉浮，阴脉弱者，则血虚，血虚则筋急也。

阳为气，阴为血。阳脉浮者，卫气强也，阴脉弱者，荣血弱也。《难经》曰：气主呴^④之，血主濡之。血虚则不

---

① 候：古代把五天称为一候。
② 王文禄：明代医家，字世廉，号沂阳生。撰《医先》。
③ 张兼善：明代医家。撰《伤寒发明》。
④ 呴（xǔ 许）：滋养，化育。

能濡润经络，故筋急也。

张卿子云：论中卫强荣弱，强字往往失解。

其脉沉者，荣气微也。

《内经》云：脉者，血之府也。脉实则血实，脉虚则血虚，此其常也。脉沉者，知荣血内微也。

其脉浮，而汗出如流珠者，卫气衰也。

《针经》云：卫气者，所以温分肉、充皮毛、肥腠理、司开阖者也。脉浮，汗出如流珠者，腠理不密，开阖不司，为卫气外衰也。浮主候卫，沉主候荣，以浮沉别荣卫之衰微，理固然矣。然而衰甚于微，所以于荣言微，而卫言衰者，以其汗出如流珠，为阳气外脱，所以卫病甚于荣也。

荣气微者，加烧针，则血流不行，更发热而躁烦也。

卫，阳也，荣，阴也。烧针益阳而损阴。荣气微者，谓阴虚也。《内经》曰：阴虚而内热，方其内热，又加烧针以补阳，不惟两热相合而荣血不行，必更外发热而内躁烦也。

唐不岩云：流，或作留，非方其始也，虽微而不得不流者，烧针以迫之也。及其既也，已衰而不得复行者，烧针以竭之也。

脉蔼蔼^①如车盖者，名曰阳结也。

---

① 蔼蔼：盛大貌。

蔼蔼如车盖者，大而厌厌聂聂①也，为阳气郁结于外，不与阴气和杂也。

王宇泰云：按车盖言浮大，即前浮数之阳结也。

脉累累如循长竿者，名曰阴结也。

累累如循长竿者，连连而强直也，为阴气郁结于内，不与阳气和杂也。

王宇泰云：按长竿者，紧弦也，即前沉迟之阴结也。

脉瞥瞥②如羹上肥者，阳气微也。

轻浮而阳微也。

脉萦萦如蜘蛛丝者，阳气衰也。

萦萦，滞也。若萦萦惹惹之不利也，如蜘蛛丝者，至细也。微为阳微，细为阳衰。《脉要》曰：微为气痞③，是未至于衰。《内经》曰：细则气少，以至细为阳衰宜矣。

脉绵绵如泻漆之绝者，亡其血也。

绵绵者，连绵而软也，如泻漆之绝者，前大而后细也。《正理论》曰：天枢开发，精移气变，阴阳交会，胃和脉生。脉复生也，阳气前至，阴气后至，则脉前为阳气，后为阴气，脉来前大后细，为阳气有余而阴气不足，是知亡血。

脉来缓，时一止复来者，名曰结。脉来数，时一止复

---

① 厌厌聂聂：形容脉象轻浮微弱。"厌"通"奄"。厌厌，微弱的样子；聂聂，轻泛貌。

② 瞥瞥：形容闪烁不定，飘忽浮动。

③ 痞：原作"查"，据《素问·脉要精微论》改。

来者，名曰促。脉阳盛则促，阴盛则结，此皆病脉。

脉一息四至曰平，一息三至曰迟，小快于迟曰缓，一息六至曰数，时有一止者，阴阳之气不得相续也。阳行也速，阴行也缓。缓以候阴，若阴气胜而阳不能相续，则脉来缓而时一止。数以候阳，若阳气胜而阴不能相续，则脉来数而时一止。伤寒有结代之脉，动而中止，不能自还，为死脉。此结促之脉，止是阴阳偏胜而时有一止，即非脱绝而止，云此皆病脉。

王宇泰云：结、促、代皆动而中止，但自还为结促，不能自还为代，无常数为结促，有常数为代，结促为病脉，代为死脉，不可不辨。

阴阳相搏名曰动，阳动则汗出，阴动则发热，形冷恶寒者，此三焦伤也。

动为阴阳相搏，方其阴阳相搏而虚者则动。阳动为阳虚，故汗出。阴动为阴虚，故发热也。如不汗出发热而反形冷恶寒者，三焦伤也。三焦者，原气之别使，主行气于阳。三焦既伤，则阳气不通而微，致身冷而恶寒也。《金匮要略》曰：阳气不通即身冷。经曰：阳微则恶寒。

若数脉见于关上，上下无头尾，如豆大，厥厥动摇者，名曰动也。

《脉经》云：阳出阴入，以关为界。关为阴阳之中也，若数脉见于关上，上下无头尾，如豆大，厥厥动摇者，是阴阳之气相搏也，故名曰动。

王宇泰云：阳升阴降，二者交通，上下往来于尺寸之内，方且冲和安静焉。睹所谓动者哉，惟夫阳欲升而阴逆之，阴欲降而阳逆之，两者相搏，不得上下，击鼓之势，陇然高起，而动脉之形著矣。

阳脉浮大而濡，阴脉浮大而濡，阴脉与阳脉同等者，名曰缓也。

阳脉，寸口也，阴脉，尺中也，上下同等，无有偏胜者，是阴阳之气和缓也，非若迟缓之有邪也。阴阳偏胜者为结为促，阴阳相搏者为动，阴阳气和者为缓，学者不可不知也。

脉浮而紧者，名曰弦也。弦者，状如弓弦，按之不移也。脉紧者，如转索无常也。

《脉经》云：弦与紧相类，以弦为虚，故虽紧如弦，而按之不移，不移则不足也。经曰：弦则为减，以紧为实，是切之如转索无常而不散。《金匮要略》曰：脉紧如转索无常者，有宿食也。

许叔微云：少阳之气通于春，春脉弦者，以应春阳时令之脉也。如浮大而弦、洪长而弦、浮滑而弦、浮数而弦者，皆为阳也。若夫沉微而弦，沉涩而弦，沉细而弦，皆为阴症之脉也。仲景以弦脉分阴阳二用之理，其义微矣。

脉弦而大，弦则为减，大则为芤，减则为寒，芤则为虚，寒虚相搏，此名为革，妇人则半产漏下，男子则亡血

失精。

弦则为减，减则为寒，寒者，谓阳气少也。大则为芤，芤则为虚，虚者，谓血少不足也。所谓革者，言其既寒且虚，则气血改革，不循常度。男子得之，为真阳减而不能内固，故主亡血失精。妇人得之，为阴血虚而不能滋养，故主半产漏下。

问曰：病有战而汗出，因得解者，何也？答曰：脉浮而紧，按之反芤，此为本虚，故当战而汗出也。其人本虚，是以发战，以脉浮，故当汗出而解也。

浮为阳，紧为阴，芤为虚。阴阳争则战，邪气将出，邪与正争，其人本虚，是以发战。正气胜则战，战已复发热而大汗解也。

若脉浮而数，按之不芤，此人本不虚，若欲自解，但汗出耳，不发战也。

浮数，阳也，本实阳胜，邪不能与正争，故不发战也。

问曰：病有不战而汗出解者，何也？答曰：脉大而浮数，故知不战汗出而解也。

阳胜则热，阴胜则寒，阴阳争则战。脉大而浮数，皆阳也。阳气全胜，阴无所争，何战之有。

问曰：病有不战不汗出而解者，何也？答曰：其脉自微，此以曾经发汗，若吐、若下、若亡血，以内无津液，此阴阳自和，必自愈，故不战不汗出而解也。

脉微者，邪气微也，邪气已微，正气又弱，脉所以微。既经发汗、吐下、亡阳、亡血，内无津液，则不能作汗，得阴阳气和而自愈也。

王宇泰云：此三脉，皆于病将解之时而候之也。

问曰：伤寒三日，脉浮数而微，病人身凉和者，何也？答曰：此为欲解也，解以夜半。脉浮而解者，濈然①汗出也。脉数而解者，必能食也。脉微而解者，必大汗出也。

伤寒三日，阳去入阴之时，病人身热，脉浮数而大，邪气传也。若身凉和，脉浮数而微者，则邪气不传而欲解也。解以夜半者，阳生于子也。脉浮，主濈然汗出而解者，邪从外散也。脉数，主能食而解者，胃气和也。脉微，主大汗出而解者，邪气微也。

王宇泰云：上言脉微，故不汗出而解。此言脉微而解，必大汗出。上以曾经吐下亡血，邪正俱衰，不能作汗而解。此以未经汗下，血气未伤，正盛邪衰，故大汗出而解。

问曰：脉病欲知愈未愈者，何以别之？答曰：寸口、关上、尺中三处，大小、浮沉迟数同等，虽有寒热不解者，此脉阴阳为和平，虽剧当愈。

三部脉均等，即正气已和，虽有余邪，何害之有。

---

① 濈（jí 集）然：汗出连绵不断貌。

王三阳云：三处浮沉迟速同等者，非如成云均等也。各照本部应得脉看，如肺脉当浮，肾脉当沉之谓也。

立夏得洪大脉，是其本位。其人病，身体苦疼重者，须发其汗。若明日身不疼不重者，不须发汗。若汗濈濈自出者，明日便解矣。何以言之，立夏得洪大脉，是其时脉，故使然也，四时仿此。

脉来应时，为正气内固，虽外感邪气，但微自汗出而亦解尔。《内经》曰：脉得四时之顺者，病无他。

问曰：凡病欲知何时得，何时愈？答曰：假令夜半得病，明日日中愈，日中得病夜半愈，何以言之？日中得病，夜半愈者，以阳得阴则解也；夜半得病，明日日中愈者，以阴得阳则解也。

日中得病者，阳受之。夜半得病者，阴受之。阳不和，得阴则和，是解以夜半。阴不和，得阳则和，是解以日中。经曰：用阳和阴，用阴和阳。

寸口脉浮为在表，沉为在里，数为在腑，迟为在脏。假令脉迟，此为在脏也。

经曰：诸阳浮数为乘腑，诸阴迟涩为乘脏。

趺阳脉浮而涩，少阴脉如经也，其病在脾，法当下利，何以知之？若脉浮大者，气实血虚也。今趺阳脉浮而涩，故知脾气不足，胃气虚也。以少阴脉弦而浮才见，此为调脉，故称如经也。若反滑而数者，故知当屎脓也。

趺阳者，胃之脉。诊得浮而涩者，脾胃不足也。浮者以为气实，涩者以为血虚者，此非也。经曰：脉浮而大，浮为气实，大为血虚。若脉浮大，当为气实血虚。今趺阳脉浮而涩，浮则胃虚，涩则脾寒，脾胃虚寒，则谷不消而水不别，法当下利。少阴，肾脉也。肾为肺之子，为肝之母。浮为肺脉，弦为肝脉，少阴脉弦而浮，为子母相生，故云调脉。若滑而数者，则客热在下焦，使血流腐而为脓，故屎脓也。

寸口脉浮而紧，浮则为风，紧则为寒。风则伤卫，寒则伤荣，荣卫俱病，骨节烦疼，当发其汗也。

《脉经》云：风伤阳，寒伤阴。卫为阳，荣为阴，风为阳，寒为阴，各从其类而伤也。《易》曰：水流湿，火就燥者是矣。卫得风则热，荣得寒则痛，荣卫俱病，故致骨节烦疼，当与麻黄汤，发汗则愈。

趺阳脉迟而缓，胃气如经也。趺阳脉浮而数，浮则伤胃，数则动脾，此非本病，医特下之所为也。荣卫内陷，其数先微，脉反但浮，其人必大便硬，气噫①而除。何以言之？本以数脉动脾，其数先微，故知脾气不治，大便硬，气噫而除。今脉反浮，其数改微，邪气独留，心中则饥。邪热不杀谷，潮热发渴，数脉当迟缓，脉因前后度数如法，病者则饥，数脉不时，则生恶疮也。

经，常也。趺阳之脉，以候脾胃，故迟缓之脉为常。

① 噫：嗳气。

若脉浮数，则为医妄下，伤胃动脾，邪气乘虚内陷也。邪在表，则见阳脉。邪在里，则见阴脉。邪在表之时，脉浮而数也，因下里虚，荣卫内陷。邪客于脾，以数则动脾。今数先微，则是脾邪先陷于里也，胃虚脾热津液干少，大便必硬。《针经》曰：脾病善噫，得后出余气，则快然而衰。今脾客邪热，故气噫而除。脾能消磨水谷，今邪气独留于脾，脾气不治，心中虽饥，而不能杀谷也。脾主为胃行其津液，脾为热烁，故潮热而发渴。趺阳之脉，本迟而缓，因下之后，变为浮数。荣卫内陷，数复改微，是脉因前后度数如法，邪热内陷于脾，而心中善饥也。数脉不时者，为数当改微而复不微，如此，则是邪气不传于里，但郁于荣卫中，必出自肌皮为恶疮也。

师曰：病人脉微而涩者，此为医所病也。大发其汗，又数大下之，其人亡血，病当恶寒，后乃发热，无休止时。夏月盛热，欲著①复衣，冬月盛寒，欲裸其身。所以然者，阳微则恶寒，阴弱则发热。此医发其汗，令阳气微，又大下之，令阴气弱。五月之时，阳气在表，胃中虚冷，以阳气内微，不能胜冷，故欲著复衣。十一月之时，阳气在里，胃中烦热，以阴气内弱，不能胜热，故欲裸其身。又阴脉迟涩，故知血亡也。

微为亡阳，涩则无血。不当汗而强与汗之者，令阳气

---

① 著：穿着。

微，阴气上入阳中则恶寒，故曰阳微则恶寒。不当下而强与下之者，令阴气弱，阳气下陷入阴中则发热，故曰阴弱则发热。气为阳，血为阴，阳脉以候气，阴脉以候血，阴脉迟涩，为荣血不足，故知亡血。经曰：尺脉迟者，不可发汗，以荣气不足，血少故也。

王宇泰云：非必遇夏乃寒，遇冬乃热也，此但立其例，论其理耳。

又云：阴阳两伤，则气血俱损。而首末独言亡血者何也？曰：下之亡阳，不必言汗，亦血类故也。

脉浮而大，心下反硬，有热，属脏者，攻之，不令发汗。

浮大之脉，当责邪在表，若心下反硬者，则热已甚而内结也。有热属脏者，谓别无虚寒，而但见里热也。脏属阴，为悉在里，故可下之。攻之，谓下之也，不可谓脉浮大，更与发汗。《病源》①曰：热毒气乘心，心下痞满，此为有实，宜速下之。

属腑者，不令溲数，溲数则大便硬。汗多则热愈，汗少则便难，脉迟尚未可攻。

虽心下硬，若余无里证，但见表证者，为病在阳，谓之属腑，当先解表，然后攻痞。溲，小便也，勿为饮结而利小便，使其溲数，大便必硬也。经曰：小便数②者，大

---

① 《病源》：即《诸病源候论》。隋代医家巢元方撰，五十卷。
② 数：原作"溲"，据文义改。

便必硬，谓走其津液也。汗多，则邪气除而热愈。汗少，则邪热不尽，又走其津液，必便难也。硬家当下，设脉迟则未可攻，以迟为不足，即里气未实故也。

王三阳云：虽心下反硬，亦须脉紧有力，五六日不大便方可下。虽下之，亦须用大柴胡汤，切不可轻用承气也。不然，姑守之可也，何也？脉浮大故也。又云：属腑者，病已传里，不当汗矣。但比上文入里浅耳，成不当注解表句。

唐不岩云：属腑亦有汗法，此以心下硬，有热，则非汗之所能除也。热愈，作热愈甚为是。

脉浮而洪，身汗如油，喘而不休，水浆不下，体形不仁，乍静乍乱，此为命绝也。

病有不可治者，为邪气胜于正气也。《内经》曰：大则邪至。又曰：大则病进，脉浮而洪者，邪气胜也。身汗如油，喘而不休者，正气脱也。四时以胃气为本，水浆不下者，胃气尽也。一身以荣卫为充，形体不仁者，荣卫绝也。不仁，为痛痒俱不知也。《针经》曰：荣卫不行，故为不仁。争则乱，安则静，乍静乍乱者，正与邪争，正负邪胜也。正气已脱，胃气又尽，荣卫俱绝，邪气独胜，故曰命绝也。

王宇泰云：火之将灭也必明。脉来浮洪涌盛，此将去人体之兆也。然又必兼下一二证，始可断其命绝。

又未知何脏先受其灾，若汗出发润，喘不休者，此为

肺先绝也。

肺为气之主，为津液之帅。汗出发润者，津脱也。喘不休者，气脱也。

阳反独留，形体如烟熏，直视摇头，此心绝也。

肺主气，心主血，气为阳，血为阴，阳反独留者，则为身体大热，是血先绝而气独在也。形体如烟熏者，为身无精华，是血绝不荣于身也。心脉侠①咽系目，直视者，心经绝也。头为诸阳之会，摇头者，阴绝而阳无根也。

张卿子云：论中凡无血、血绝字面，皆要看得活，谓阴气先绝可耳。王文禄云：人死者，气绝耳，以簪簪其皮肤，血犹然流出可见。

唇吻反青，四肢漐习者，此为肝绝也。

唇吻者，脾之候。肝色青，肝绝则真色见于所胜之部也。四肢者，脾所主。肝主筋，肝绝，则筋脉引急，发于所胜之分也。漐习者，为振动若搐搦，手足时时引缩也。

环口黧黑，柔汗发黄者，此为脾绝也。

脾主口唇，绝则精华去，故环口黧黑。柔为阴，柔汗，冷汗也。脾胃为津液之本，阳气之宗，柔汗发黄者，脾绝而阳脱，真色见也。

溲便遗失，狂言，目反直视者，此为肾绝也。

肾司开阖，禁固便溺。溲便遗失者，肾绝，不能约制

① 侠（jiā 夹）：通"夹"。两旁相持。《汉书·叔孙通传》："殿下郎中夹陛，陛数百人。"

也。肾藏志，狂言者，志不守也。《内经》曰：狂言者，是失志矣，失志者死。《针经》曰：五脏之精气，皆上注于目。骨之精为瞳子，目反直视者，肾绝，则骨之精，不荣于瞳子，而瞳子不转也。

又未知何脏阴阳前绝。若阳气前绝，阴气后竭者，其人死，身色必青。阴气前绝，阳气后竭者，其人死，身色必赤，腋下温，心下热也。

阳主热而色赤，阴主寒而色青。其人死也，身色青，则阴未离乎体，故曰阴气后竭。身色赤，腋下温，心下热，则阳未离乎体，故曰阳气后竭。《针经》云：人有两死而无两生，此之谓也。

寸口脉浮大，而医反下之，此为大逆。浮则无血，大则为寒，寒气相搏，则为肠鸣。医乃不知，而反饮冷水，令汗大出，水得寒气，冷必相搏，其人即饐①。

经云：脉浮大应发汗，若反下之为大逆。浮大之脉，邪在表也，当发其汗。若反下之，是攻其正气，邪气得以深入，故为大逆。浮则无血者，下后亡血也。大则为寒者，邪气独在也。寒邪因里虚而入，寒气相搏，乃为肠鸣。医见脉大，以为有热，饮以冷水，欲令水寒胜热而作大汗，里先虚寒，又得冷水，水寒相搏，使中焦之气涩滞，故令饐也。

---

① 饐（yē 噎）：同"噎"。指咽喉部有梗阻不畅的感觉。

趺阳脉浮，浮则为虚，浮虚相搏，故令气鰛，言胃气虚竭也。脉滑则为哕，此为医咎，责虚取实，守空迫血，脉浮，鼻中燥者，必衄也。

趺阳脉浮为鰛，脉滑为哕，皆医之咎，责虚取实之过也。《内经》曰：阴在内阳之守也，阳在外阴之使也。发汗攻阳，亡津液，而阳气不足者，谓之守空。经曰：表气微虚，里气不守，故使邪中于阴也。阴不为阳守，邪气因得而入之，内搏阴血，阴失所守，血乃妄行，未知从何道而出，若脉浮、鼻燥者，知血必从鼻中出也。

唐不岩云：为鰛为哕，皆误下伤阴之咎。阴伤，则阳失所守，故曰守空。论文前后二段并无当发其汗，与攻阳亡津液之语，学者详之。

诸脉浮数，当发热而洒淅恶寒。若有痛处，饮食如常者，蓄积有脓也。

浮数之脉，主邪在经，当发热而洒淅恶寒。病人一身尽痛，不欲饮食者，伤寒也。若虽发热恶寒，而痛偏着一处，饮食如常者，即非伤寒，是邪气郁结于经络之间。血气壅遏不通，欲蓄聚而成痈脓也。

脉浮而迟，面热赤而战惕者，六七日当汗出而解。反发热者瘥迟，迟为无阳，不能作汗，其身必痒也。

脉浮，面热赤者，邪气外浮于表也。脉迟，战惕者，本气不足也。六七日，为传经尽，当汗出而解之时。若当汗不汗，反发热者，为里虚津液不多，不能作汗。既不汗，邪无从出，是以瘥迟。发热为邪气浮于皮肤，必作身痒也。经曰：以其不能得小汗出，故其身必痒也。

寸口脉阴阳俱紧者，法当清邪中于上焦，浊邪中于下焦。清邪中上，名曰洁也。浊邪中下，名曰浑也。阴中于邪，必内栗也。表气微虚，里气不守，故使邪中于阴也。阳中于邪，必发热头痛，项强颈挛，腰痛胫酸，所谓阳中雾露之气，故曰清邪中上。浊邪中下，阴气为栗，足膝逆冷，便溺妄出，表气微虚，里气微急，三焦相混，内外不通，上焦怫郁①，脏气相熏，口烂食龂②也。中焦不治，胃气上冲，脾气不转，胃中为浊，荣卫不通，血凝不流。若卫气前通者，小便赤黄，与热相搏，因热作使，游于经络，出入脏腑，热气所过，则为痈脓。若阴气前通者，阳气厥微，阴无所使，客气内入，嚏而出之，声嗢③咽塞。寒厥相逐，为热所拥④，血凝自下，状如豚肝，阴阳俱厥。脾气孤弱，五液注下。下焦不阖，清便下重，令便数难，脐筑⑤湫痛，命将难全。

浮为阳，沉为阴。阳脉紧，则雾露之气中于上焦。阴脉紧，则寒邪中于下焦。上焦者，太阳也。下焦者，少阴

---

① 怫郁：郁结不散。
② 龂（yín 银）：牙龈。
③ 嗢（wà 袜）：指反胃欲呕的声音。
④ 拥：通"壅"。韩愈《左迁至蓝关示侄孙湘》诗云："云横秦岭家何在，雪拥蓝关马不前。"
⑤ 脐筑：脐部跳动不宁，如有物杵捣。

也。发热、头痛、项强、颈挛、腰疼、胫酸者，雾露之气，中于太阳之经也。浊邪中下，阴气为栗，足胫逆冷，便溺妄出者，寒邪中于少阴也。因表气微虚，邪入而客之，又里气不守，邪乘里弱，遂中于阴。阴虚遇邪，内为惧栗，致气微急矣。《内经》曰：阳病者，上行极而下；阴病者，下行极而上。此上焦之邪甚，则下干中焦，下焦之邪甚，则上干中焦，由是三焦混乱也。三焦主持诸气，三焦既相混乱，则内外之气俱不得通。膻中为阳气之海，气因不得通于内外，怫郁于上焦而为热，与脏相熏，口烂食䶥。《内经》曰：隔①热不便，上为口糜。中焦为上下二焦之邪混乱，则不得平治。中焦在胃之中，中焦失治，胃气因上冲也。脾，坤也，坤助胃气，消磨水谷。脾气不转，则胃中水谷不得磨消，故胃中浊也。《金匮要略》曰：谷气不消，胃中苦浊。荣者，水谷之精气也。卫者，水谷之悍气也。气不能布散，致荣卫不通，血凝不流。卫气者，阳气也。荣血者，阴气也。阳主为热，阴主为寒。卫气前通者，阳气先通而热气得行也。《内经》曰：膀胱者，津液藏焉，化则能出。以小便赤黄，知卫气前通也。热气与胃气相搏而行，出入脏腑，游于经络，经络客热，则血凝肉腐，而为痈脓，此见其热气得行，若阴气前通者则不然。阳在外，为阴之使，因阳气厥微，阴无所使，遂阴气

---

① 隔：通"膈"。《管子·水地》："脾生隔，肺生骨。"

前通也。《内经》曰：阳气者，卫外而为固也。阳气厥微，则不能卫外，寒气因而客之。鼻者，肺之候，肺主声，寒气内入者，客于肺经，则嚏而出之，声嗢咽塞。寒者，外邪也，厥者，内邪也。外内之邪，合并相逐为热，则血凝不流。今为热所壅，使血凝自下，如豚肝也。上焦阳气厥，下焦阴气厥，二气俱厥，不相顺接，则脾气独弱，不能行化气血，滋养五脏，致五脏俱虚，而五液注下。《针经》曰：五脏不和，使液溢而下流于阴。阖，合也；清，圊①也。下焦气脱而不合，故数便而下重。脐为生气之原，脐筑湫痛，则生气欲绝，故曰命将难全。

沈亮宸②云：卫气前通者，下焦之邪，化而为热，阴病变阳，故为痈脓。阴气前通者，上焦之邪，化而为寒，复遇外客之寒邪，则上下皆寒矣。故向日为热所拥之，血凝自下如豚肝也。此阳病化阴，故曰阴阳俱厥。厥者寒逆之极也，所以命将难全。伤寒之症，转热即佳，故少阴厥阴，皆以发热而愈。而凡下脓血与痈脓，皆非死症也。

王宇泰云：古人所云寸口，多兼关尺而言，如《难经》及后章所云。水下二刻，一周循环，当复寸口，虚实见焉，皆谓手太阴之经渠穴也。知此，则不必曲为疏解矣。

又云：荣卫俱病，不能一时而通，必有先后，欲知荣

---

① 圊（qīng 清）：本义厕所，此指大便。
② 沈亮宸：清初医家。撰《伤寒选方解》。

与卫之孰为先通，则于必先小便赤黄而后发痈脓与必先嚏嗢咽塞而后下血如豚肝可验。

脉阴阳俱紧者，口中出气，唇口干燥，蜷卧足冷，鼻中涕出，舌上苔滑，勿妄治也。到七日以来，其人微发热，手足温者，此为欲解。或到八日以上，反大发热者，此为难治。设使恶寒者，必欲呕也，腹内痛者，必欲利也。

脉阴阳俱紧，为表里客寒。寒为阴，得阳则解。口中气出，唇口干燥者，阳气渐复，正气方温也。虽尔然而阴未尽散，蜷卧足冷，鼻中涕出，舌上滑苔，知阴犹在也。方阴阳未分之时，不可妄治，以偏阴阳之气。到七日以来，其人微发热，手足温者，为阴气已绝，阳气得复，是为欲解。若过七日不解，到八日以上，反发大热者，为阴极变热，邪气胜正，故云难治。阳脉紧者，寒邪发于上焦，上焦主外也。阴脉紧者，寒邪发于下焦，下焦主内也。设使恶寒者，上焦寒气胜，是必欲呕也。腹内痛者，下焦寒气胜，是必欲利也。

脉阴阳俱紧，至于吐利，其脉独不解，紧去人安，此为欲解。若脉迟至六七日不欲食，此为晚发，水停故也，为未解。食自可者为欲解。

脉阴阳俱紧，为寒气甚于上下，至于吐利之后，紧脉不罢者，为其脉独不解，紧去则人安，为欲解。若脉迟，至六七日不欲食者，为吐利后，脾胃大虚。《内经》曰：

饮入于胃，游溢精气，上输于脾，脾气散精，上归于肺，通调水道，下输膀胱，水精四布，五经并行。脾胃气强，则能输散水饮之气。若脾胃气虚，则水饮内停也。所谓晚发者，后来之疾也。若至六七日而欲食者，则脾胃已和，寒邪已散，故云欲解。

唐不岩云：紧去人安为确，人安谓不吐利也。作人安未是。

病六七日，手足三部脉皆至，大烦而口噤不能言，其人躁扰者，必欲解也。

烦热也，传经之时，病人身大烦，口噤不能言，内作躁扰，则阴阳争胜。若手足三部脉皆至，为正气胜邪气微，阳气复寒气散，必欲解也。

若脉和，其人大烦，目重，睑①内际黄者，此为欲解也。

《脉经》曰：病人两目眦有黄色起者，其病方愈。病以脉为主，若目黄，大烦，脉不和者，邪胜也，其病为进。目黄，大烦，而脉和者，为正气已和，故云欲解。

脉浮而数，浮为风，数为虚，风为热，虚为寒，风虚相搏，则洒淅恶寒也。

《内经》曰：有者为实，无者为虚。气并则无血，血并则无气。风则伤卫，数则无血。浮数之脉，风邪并于

---

① 睑：据文义疑为"睑"。

卫，卫胜则荣虚也。卫为阳，风搏于卫，所以为热。荣为阴，荣气虚，所以为寒。风并于卫者，发热恶寒之症具矣。

脉浮而滑，浮为阳，滑为实，阳实相搏，其脉数疾，卫气失度，浮滑之脉数疾。发热，汗出者，此为不治。

浮为邪气并于卫，而卫气胜。滑为邪气并于荣，而荣气实。邪气胜实拥于荣卫，则荣卫行速，故脉数疾，一息六至曰数。平人脉一息四至，卫气行六寸，今一息六至，则卫气行九寸，计过平人之半，是脉数疾，知卫气失其常度也。浮滑数疾之脉，发热汗出而当解，若不解者，精气脱也，必不可治。经曰：脉阴阳俱盛，大汗出不解者死。

伤寒咳逆上气，其脉散者死，谓其形损故也。

《千金方》云：以喘嗽为咳逆。上气者肺病，散者心脉，是心火刑于肺金也。《内经》曰：心之肺，谓之死阴。死阴之属，不过三日而死，以形见其损伤故也。

平脉法第二

问曰：脉有三部，阴阳相乘。荣卫血气，在人体躬，呼吸出入，上下于中，因息游布，津液流通，随时动作，效象形容。春弦秋浮，冬沉夏洪，察色观脉，大小不同，一时之间，变无经常，尺寸参差，或短或长，上下乖错，或存或亡。病辄改易，进退低昂，心迷意惑，动失纪纲，愿为具陈，令得分明。师曰：子之所问，道之根源。脉有三部，尺寸及关。

寸为上部，关为中部，尺为下部。

荣卫流行，不失衡铨。

衡铨者，称也，可以称量轻重。《内经》曰：春应中规，夏应中矩，秋应中衡，冬应中权。荣行脉中，卫行脉外，荣卫与脉，相随上下，应四时，不失其常度。

肾沉心洪，肺浮肝弦，此自经常，不失铢①黍。

肾北方水，王②于冬而脉沉。心南方火，王于夏而脉洪。肺西方金，王于秋而脉浮。肝东方木，王于春而脉弦。此为经常，铢分之不差也。

出入升降，漏刻周旋，水下二刻，一周循环。

人身之脉，计长一十六丈二尺。一呼，脉行三寸，一吸，脉行三寸，一呼一吸为一③息，脉行六寸。一日一夜，漏水下百刻，人一万三千五百息，脉行八百一十丈，五十度周于身。则一刻之中，人一百三十五息，脉行八丈一尺。水下二刻，人二百七十息，脉行一十六丈二尺，一周于身也。脉经之行，终而复始，若循环之无端也。

当复寸口，虚实见焉。

脉经之始，从中焦注于手太阴寸口，二百七十息，脉行一周身，复还至于寸口。寸口为脉之经始，故以诊视虚

---

① 铢：古代重量单位，二十四铢为一两。

② 王：通"旺"。旺盛。《庄子·养生主》："神虽王，不善也。"

③ 一：原脱，据仲景全书本补。

实焉。经曰：虚实死生之要，皆见于寸口之中。

变化相乘，阴阳相干。风则浮虚，寒则牢坚，沉潜水蓄，支饮急弦，动则为痛，数则热烦。

风伤阳，故脉浮虚。寒伤阴，故脉牢坚。蓄积于内者，谓之水蓄，故脉沉潜。支散于外者，谓之支饮，故脉急弦。动则阴阳相搏，相搏则痛生焉。数为阳邪，气胜阳胜，则热烦焉。

设有不应，知变所缘，三部不同，病各异端。

脉与病不相应者，必缘传变之所致。三部以候五脏之气，随部察其虚实焉。

太过可怪，不及亦然，邪不空见，中必有奸。审察表里，三焦别焉，知其所舍，消息诊看。料度腑脏，独见若神，为子条记，传与贤人。

太过不及之脉，皆有邪气干于正气，审看在表在里，入腑入脏，随其所舍而治之。

师曰：呼吸者，脉之头也。

《难经》曰：一呼，脉行三寸；一吸，脉行三寸，以脉随呼吸而行，故言脉之头也。

初持脉，来疾去迟，此出疾入迟，名曰内虚外实也。初持脉，来迟去疾，此出迟入疾，名曰内实外虚也。

外为阳，内为阴。《内经》曰：来者为阳，去者为阴，是出以候外，入以候内。疾为有余，有余则实；迟为不足，不足则虚。来疾去迟者，阳有余而阴不足，故曰内虚外实；来迟去疾者，阳不足而阴有余，故曰内实外虚。

问曰：上工望而知之，中工问而知之，下工脉而知之，愿闻其说。师曰：病家人请云病人若发热，身体疼，病人自卧。师到诊其脉，沉而迟者，知其瘥也。何以知之？表有病者，脉当浮大，今脉反沉迟，故知愈也。

望以观其形证，问以知其所苦，脉以别其表里。病苦发热身疼，邪在表也，当卧不安，而脉浮数，今病人自卧而脉沉迟者，表邪缓也，是有里脉，而无表证，则知表邪当愈也。

王三阳云：亦有病与脉相反者，必自卧方瘥。

假令病人云腹内卒痛，病人自坐。师到脉之，浮而大者，知其瘥也。何以知之？若里有病者，脉当沉而细，今脉浮大，故知愈也。

腹痛者，里寒也。痛甚，则不能起而脉沉细。今病人自坐，而脉浮大者，里寒散也，是有表脉而无里证也，则知里邪当愈。是望证、问病、切脉三者相参而得之，可为十全之医。《针经》曰：知一为上，知二为神，知三神且明矣。

王三阳云：腹痛诸因不同，亦有其脉自浮大者，必自坐方愈。

师曰：病家人来请，云病人发热烦极，明日师到，病人向壁卧，此热已去也。设令脉下和，处言已愈。

发热烦极，则不能静卧，今向壁静卧，知热已去。

设令向壁卧，闻师到，不惊起而盻^①视，盖三言三止，脉之咽唾者，此诈病也。设令脉自和，处言汝病大重，当须服吐下药，针灸数十百处乃愈。

诈病者非善人，以言恐之，使其畏惧则愈。医者意也，此其是欤。

师持脉，病人欠者，无病也。

《针经》曰：阳引而上，阴引而下，阴阳相引，故欠。阴阳不相引则病，阴阳相引则和。是欠者无病也。

脉之呻者，病也。

呻为呻吟之声，身有所苦则然也。

言迟者，风也。

风客于中，则经络急，舌强，难运用也。

摇头言者，里痛也。

里有病，欲言则头为之战摇。

行迟者，表强也。

表强者，由筋络引急，而行步不利也。

坐而伏者，短气也。

短气者，里不和也，故坐而喜伏。

坐而下一脚^②者，腰痛也。

《内经》曰：腰者，身之大关节也。腰痛，为大关节

---

① 盻（xì 戏）：怒视。
② 下一脚：一腿屈膝则高，位上；一腿伸膝则低，位下，称之为下一脚。脚，小腿。

不利，故坐不能正，下一脚，以缓腰中之痛也。

里实护腹，如怀卵物者，心痛也。

心痛则不能伸仰，护腹以按其痛。

师曰：**伏气之病，以意候之，今月之内，欲有伏气。假令旧有伏气，当须脉之，若脉微弱者，当喉中痛似伤，非喉痹也。病人云：实咽中痛。虽尔，今复欲下利。**

冬时感寒，伏藏于经中，不即发者，谓之伏气。至春分之时，伏寒欲发，故云今月之内，欲有伏气。假令伏气已发，当须脉之，审在何经，得脉微弱者，知邪在少阴。少阴之脉循喉咙，寒气客之，必发咽痛。肾司开阖，少阴治在下焦，寒邪内甚，则开阖不治，下焦不约，必成下利。故云虽尔咽痛，复欲下利。

问曰：**人病恐怖者，其脉何状？师曰：脉形如循丝累累然，其面白脱色也。**

《内经》曰：血气者，人之神。恐怖者，血气不足而神气弱也。脉形似循丝，累累然面白脱色者，《针经》曰：血夺者，色夭然不泽。其脉空虚，是知恐怖为血气不足。

问曰：**人不饮，其脉何类？师曰：其脉自涩，唇口干燥也。**

涩为阴，虽主亡津液，而唇口干燥，以阴为主内，故不饮也。

问曰：**人愧者，其脉何类？师曰：脉浮，而面色乍白乍赤。**

愧者，羞也。愧则神气怯弱，故脉浮，而面色变改不常也。

问曰：**经说脉有三菽、六菽重者，何谓也？师曰：脉者，人以指按之，如三菽之重者，肺气也；如六菽之重者，心气也；如九菽之重者，脾气也；如十二菽之重者，肝气也；按之至骨者，肾气也。**

菽，豆也。《难经》曰：如三菽之重，与皮毛相得者，肺部也；如六菽之重，与血脉相得者，心部也；如九菽之重，与肌肉相得者，脾部也；如十二菽之重，与筋平者，肝部也；按之至骨，举指来疾者，肾部也。各随所主之分，以候脏气。

假令下利，寸口、关上、尺中悉不见脉。然尺中时一小见，脉再举头者，肾气也。若见损脉来至，为难治。

《脉经》曰：冷气在胃中，故令脉不通。下利，不见脉，则冷气客于脾胃。今尺中时一小见，为脾虚，肾气所乘。脉再举头者，脾为肾所乘也。若尺中之脉，更或减损，为肾气亦衰。脾复胜之，鬼贼相刑，故云难治，是脾胜不应时也。

问曰：**脉有相乘，有纵有横，有逆有顺，何也？师曰：水行乘火，金行乘木，名曰纵；火行乘水，木行乘金，名曰横；水行乘金，火行乘木，名曰逆；金行乘水，木行乘火，名曰顺也。**

金胜木，水胜火。纵者，言纵任其气，乘其所胜。横者，言其气横逆，反乘所不胜也。纵横，与恣纵、恣横之义通。水为金子，火为木子，子行乘母，其气逆也。母行乘子，其气顺也。

问曰：脉有残贼，何谓也？师曰：脉有弦紧浮滑沉涩，此六者名曰残贼，能为诸脉作病也。

为人病脉，名曰八邪。风寒暑湿伤于外也，饥饱劳逸伤于内也。经脉者荣卫也，荣卫者阴阳也。其为诸经脉作病者，必由风寒暑湿，伤于荣卫，客于阴阳之中。风则脉浮，寒则脉紧，中暑则脉滑，中湿则脉涩，伤于阴则脉沉，伤于阳则脉浮。所以谓之残贼者，伤良曰残，害良曰贼，以能害正气也。

唐不岩云：既言内外八邪，所致残贼，后却单举外伤，学者以意得之可也。

问曰：脉有灾怪，何谓也？师曰：假令人病，脉得太阳，与形证相应，因为作汤，比还送汤如食顷，病人乃大吐，若下利，腹中痛。师曰：我前来不见此证，今乃变异，是名灾怪。又问曰：何缘作此吐利？答曰：或有旧时服药，今乃发作，故名灾怪耳。

医以脉证与药相对，而反变异，为其灾可怪，故名灾怪。

问曰：东方肝脉，其形何似？师曰：肝者木也，名厥阴，其脉微弦，濡弱而长，是肝脉也。肝病自得濡弱者，愈也。

《难经》曰：春脉弦者肝，东方木也。万物始生，未有枝叶，故脉来濡弱而长，故曰弦。是肝之平脉，肝病得此脉者，为肝气已和也。

假令得纯弦脉者死，何以知之？以其脉如弦直，是肝脏伤，故知死也。

纯弦者，为如弦直而不软，是中无胃气，为真脏之脉。《内经》曰：死肝脉来急益劲，如新张弓弦。

南方心脉，其形何似？师曰：心者，火也，名少阴，其脉洪大而长，是心脉也。心病自得洪大者，愈也。

心王于夏，夏则阳外胜，气血淖溢①，故其脉来洪大而长也。

假令脉来微去大，故名反，病在里也。脉来头小本大者，故名覆，病在表也。上微头小者，则汗出。下微本大者，则为关格不通，不得尿。头无汗者可治，有汗者死。

心脉来盛去衰为平，来微去大，是反本脉。《内经》曰：大则邪至，小则平。微为正气，大为邪气。来以候表，来微则知表和；去以候里，去大则知里病。《内经》曰：心脉来不盛，去反盛，此为不及。病在中，头小本大者，即前小后大也。小为正气，大为邪气，则邪气先在里，今复还于表，故名曰覆。不云去而止云来者，是知在表。《脉经》曰：在上为表，在下为里。汗者，心之液。

---

① 淖（nào 闹）溢：像烂泥一样满溢。淖，泥沼。

上微，为浮之而微，头小，为前小，则表中气虚，故主汗出。下微，为沉之而微。本大，为后大，沉则在里，大则病进。《内经》曰：心为牡脏①，小肠为之使。今邪甚下行，格闭小肠，使正气不通，故不得尿，名曰关格。《脉经》曰：阳气上出，汗见于头。今关格正气不通，加之头有汗者，则阳气不得下通而上脱也。其无汗者，虽作关格，然阳未衰，而犹可治。

西方肺脉，其形何似？师曰：肺者，金也，名太阴，其脉毛浮也。肺病自得此脉，若得缓迟者皆愈；若得数者，则剧。何以知之？数者南方火，火克西方金，法当痈肿，为难治也。

轻虚浮曰毛，肺之平脉也。缓迟者，脾之脉。脾为肺之母，以子母相生，故云皆愈。数者，心之脉，火克金，为鬼贼相刑，故剧。肺主皮毛，数则为热，热客皮肤，留而不去，则为痈疡。经曰：数脉不时，则生恶疮。

问曰：二月得毛浮脉，何以处言至秋当死？师曰：二月之时，脉当濡弱，反得毛浮者，故知至秋死。二月肝用事，肝脉属木，应濡弱，反得毛浮者，是肺脉也，肺属金，金来克木，故知至秋死。他皆仿此。

当春时，反见秋脉，为金气乘木，肺来克肝，夺王脉而见。至秋肺王，肝气则绝，故知至秋死也。

---

① 牡脏：阳脏。

师曰：**脉肥人责浮，瘦人责沉。肥人当沉，今反浮，瘦人当浮，今反沉，故责之。**

肥人肌肤厚，其脉当沉，瘦人肌肤薄，其脉当浮。今肥人脉反浮，瘦人脉反沉，必有邪气相干，使脉反常，故当责之。

师曰：**寸脉下不至关为阳绝，尺脉上不至关为阴绝，此皆不治，决死也。若计其余命死生之期，期以月节克之也。**

《脉经》曰：阳生于寸，动于尺，阴生于尺，动于寸。寸脉下不至关者为阳绝，不能下应于尺也；尺脉上不至关者为阴绝，不能上应于寸也。《内经》曰：阴阳离决，精气乃绝，此阴阳偏绝，故皆决死。期以月节克之者，谓如阳绝死于春夏，阴绝死于秋冬。

师曰：**脉病人不病，名曰行尸，以无王气，卒眩仆不省人者，短命则死。人病脉不病，名曰内虚，以无谷神，虽困无苦。**

脉者，人之根本也。脉病人不病，为根本内绝，形虽且强，卒然气绝，则眩晕僵仆而死，不曰行尸而何。人病脉不病，则根本内固，形虽且羸，止内虚尔。谷神者，谷气也。谷气既足，自然安矣。《内经》曰：形气有余，脉气不足死，脉气有余，形气不足生。

问曰：**翕奄沉名为滑，何谓也？沉为纯阴，翕为正阳，阴阳和合，故令脉滑。关尺自平，阳明脉微沉，食饮**

自可。少阴脉微滑，滑者，紧之浮名也，此为阴实，其人必股内汗出，阴下湿也。

脉来大而盛，聚而沉，谓之翕奄沉，正如转珠之状也。沉为脏气，故曰纯阴。翕为腑气，故曰正阳。滑者，阴阳气不为偏胜也。关尺自平，阳明脉微沉者，当阳部见阴脉，则阴偏胜而阳不足也。阳明胃脉，胃中阴多，故食饮自可。少阴脉微滑者，当阴部见阳脉，则阳偏胜而阴不足也。以阳凑阴分，故曰阴实。股与阴，少阴之部也，今阳热凑阴，必熏发津液，泄达于外，股内汗出，而阴下湿也。

王宇泰云：翕奄沉三字，状得滑字最好。夫翕者，合也。奄者，忽也。当脉气合聚而盛之时，奄忽之间，即已沉去，是名滑也。仲景恐人误认滑为沉，故下文又曰：滑者，紧之浮名也。曰沉，曰浮，若异而同。观上文紧者如转索无常也一句，则知浮为转索无常之浮，非轻手便得有常之名也。沉为翕奄之沉，非重取乃得一定之说也。仲景下字，具有史笔，不可草草看过。

问曰：曾为人所难，紧脉从何而来？师曰：假令亡汗若吐，以肺里寒，故令脉紧也。假令咳者，坐饮冷水，故令脉紧也。假令下利，以胃中虚冷，故令脉紧也。

《金匮要略》曰：寒令脉急，经曰：诸紧为寒。

王宇泰云：阳舒缓，阴缩急故也。

寸口卫气盛，名曰高。

高者，暴狂而微。《内经》曰：阴不胜其阳，则脉流薄疾，并乃狂。卫为阳气，卫盛而暴狂者，阴不胜阳也。《针经》曰：卫气者，所以温分肉、充皮毛、肥腠理、司开阖者也。卫气盛为肥者，气盛于外也。

王宇泰云：如脉来浮而有力是也。

荣气盛，名曰章。

章者，暴泽而光。荣者，血也，荣华于身者也，荣盛，故身暴光泽也。

张卿子云：此章字，责其暴著也。成注暴泽而光，安得为病脉。

高章相搏，名曰纲。

纲者，身筋急，脉直。荣卫俱盛，则筋络满急。

王宇泰云：纲，总也。

张卿子云：总，满盈也。以荣卫俱盛，正与下损字反。

卫气弱，名曰惵①。

惵者，心中气动迫怯。卫出上焦，弱则上虚，而心中气动迫怯也。

荣气弱，名曰卑。

卑者，心中常自羞愧。《针经》曰：血者，神气也。血弱则神弱，故常自羞愧。

---

① 惵（dié 迭）：恐惧。

王宇泰云：如按之沉而无力是也。

张卿子云：高者，卫盛于外，卑者，荣弱于内。

慄卑相搏，名曰损。

损者，五脏六腑之虚惙①也。卫以护阳，荣以养阴，荣卫俱虚则五脏六腑失于滋养，致俱乏气虚惙也。

卫气和，名曰缓。

缓者，四肢不能自收。卫气独和，不与荣气相谐则荣病。《内经》曰：目受血而能视，足受血而能步，掌受血而能握，指受血而能摄。四肢不收，由荣血病，不能灌养故也。

荣气和，名曰迟。

迟者，身体重，但欲眠也。荣气独和，不与卫气相谐，则卫病，身体重而眠。欲眠者，卫病而气不敷布也。

迟缓相搏，名曰沉。

沉者，腰中直，腹内急痛，但欲卧，不欲行。荣气独和于内，卫气独和于外，荣卫不相和谐，相搏而为病。腰中直者，卫不和于外也。腹内痛者，荣不和于内也。但欲卧不欲行者，荣卫不营也。

张卿子云：迟缓之脉，多属平和。又以荣卫内外分贴，故缓贴阳，迟贴阴。又以迟缓二字，与浮躁反，故下曰沉，俗所谓沉静之意。善读书者，会其意可也。

---

① 惙（chuò 辍）：微弱。

寸口脉缓而迟，缓则阳气长，其色鲜，其颜光，其声商，毛发长。迟则阴气盛，骨髓生，血满，肌肉紧薄鲜硬。阴阳相抱，荣卫俱行，刚柔相搏，名曰强也。

缓为胃脉，胃合卫气。卫温分肉、充皮毛、肥腠理、司开阖。卫和气舒，则颜色光润，声清毛泽矣。迟为脾脉，脾合荣气。荣养骨髓，实肌肉、濡筋络、利关节。荣和血满，则骨正髓生，肌肉紧硬矣。荣卫调和，二气相抱，而不相戾。荣卫流通，刚柔相得，是为强壮。

唐不岩云：此释上三句之义，并结高章以下一段脉法。故复提寸口二字，谓高章失之盛，慄卑失之弱，唯荣卫和平。斯脉法迟缓，审能知迟缓之脉，阴阳相抱，刚柔相搏。断而名之为强，则无误于纲与损二者之患矣。

跌阳脉滑而紧，滑者胃气实，紧者脾气强，持实击强，痛还自伤，以手把刃，坐作疮也。

跌阳之脉，以候脾胃。滑则谷气实，是为胃实，紧则阴气胜，是为脾强。以脾胃一实一强而相搏击，故令痛也。若一强一弱相搏，则不能作痛。此脾胃两各强实相击，腑脏自伤而痛，譬若以手把刃而成疮，岂非自贻其害乎。

张卿子云：玩后跌阳脉数条，一云大而紧，当即下利。又云紧而浮，膈气乃下。又曰跌阳脉滑则为哕，责虚取实，此为医咎。皆本虚寒，故此亦脾胃之为实为强，非真实真强也。如不剂量邪正，以实持之，以强击之，误于攻削，乃自取伤耳，故重叹之。即此为医咎同意。痛字，惜之也。

王三阳云：胃中有食，脾中有寒，皆有余也，是以相搏。若脾气自强，胃中虽实，自然消谷，岂能病乎！

寸口脉浮而大，浮为虚，大为实，在尺为关，在寸为格，关则不得小便，格则吐逆。

经曰：浮为虚。《内经》曰：大则病进。浮则为正气虚，大则为邪气实。在尺则邪气关闭下焦，里气不得下通，故不得小便。在寸则邪气格拒上焦，使食不得入，故吐逆。

趺阳脉伏而涩，伏则吐逆，水谷不化，涩则食不得入，名曰关格。

伏则胃气伏而不宣，中焦关格，正气壅塞，故吐逆而水谷不化。涩则脾气涩而不布，邪气拒于上焦，故食不得入。

张卿子云：玩二条，脉浮而大，脉伏而涩，正相反，皆名关格，皆为吐逆。一则言不得小便，一则言食不得入。浮者见病于下，伏者见病于上，趺阳寸口，上下正别。

脉浮而大，浮为风虚，大为气强，风气相搏，必成瘾疹。身体为痒，痒者名泄风①，久久为痂癞。

---

① 泄风：因感风而邪气外泄。

痂癞者，眉少发稀，身有干疮而腥臭。《内经》曰：脉风成厉①。

寸口脉弱而迟，弱者卫气微，迟者荣中寒。荣为血，血寒则发热；卫为气，气微者心内饥②，饥而虚满不能食也。

卫为阳，荣为阴。弱者，卫气微，阳气不足也。迟者，荣中寒，经中客邪也，荣客寒邪，搏而发热也。阳气内微，心内虽饥，饥而虚满，不能食也。

趺阳脉大而紧者，当即下利，为难治。

大为虚，紧为寒，胃中虚寒，当即下利。下利脉当微小，反紧者，邪胜也，故云难治。经曰：下利脉大者，为未止。

王损庵云：大为实，大为虚，上下纷纷，更易不一者，只要识得虚者正气虚，实者邪气实之义。

寸口脉弱而缓，弱者阳气不足，缓者胃气有余，噫而吞酸，食卒不下，气填于膈上也。

弱者，阳气不足。阳能消谷，阳气不足，则不能消化谷食。缓者，胃气有余，则胃中有未消谷物也，故使噫而吞酸，食卒不下，气填于膈上也。《金匮要略》曰：中焦未和，不能消谷，故令噫。

---

① 厉（lài 赖）：通"癞"。恶疮。《战国策·楚策四》："夫厉虽痈肿胞疾，上比前世，未至绞缨射股。"

② 饥：原作"仉"，据《伤寒论·平脉法》改。

张卿子云：胃气有余，即经云陈气二字，不必指定未消谷物说。下文噫而吞酸，气填膈上，又曰缓者胃气实，实则谷消而水化也。正是治之以兰，除陈气之证。

跌阳脉紧而浮，浮为气，紧为寒。浮为腹满，紧为绞痛。浮紧相搏，肠鸣而转，转即气动，膈气乃下。少阴脉不出，其阴肿大而虚也。

浮为胃气虚，紧为脾中寒。胃虚则满，脾寒则痛，虚寒相搏，肠鸣而转，转则膈中之气，因而下泄也。若少阴脉不出，则虚寒之气至于下焦，结于少阴而聚于阴器，不得发泄，使阴肿大而虚也。

寸口脉微而涩，微者卫气不行，涩者荣气不足。荣卫不能相将，三焦无所仰，身体痹不仁。荣气不足，则烦疼口难言。卫气虚则恶寒数欠。三焦不归其部，上焦不归者，噫而醋吞；中焦不归者，不能消谷引食；下焦不归者，则遗溲。

人养三焦者血也，护三焦者气也。荣卫俱损，不能相将而行，三焦无所依，身体为之顽痹而不仁。《内经》曰：荣气虚而不仁。《针经》曰：卫气不行，则为不仁。荣为血，血不足则烦疼。荣属心，荣弱心虚则口难言。卫为阳，阳微则恶寒。卫为气，气虚则数欠。三焦因荣卫不足，无所依仰，其气不能归其部。《金匮要略》曰：上焦竭，善噫。上焦受中焦气，中焦未和，不能消谷，故令噫耳。下焦竭，即遗溺失便。以上焦在膈上物未化之分也。

不归者不至也，上焦之气不至其部，则物未能传化，故噫而酢①吞。中焦在胃之中，主腐熟水谷，水谷化则思食。中焦之气不归其部，则水谷不化，故云不能消谷引食。下焦在膀胱上口，主分别清浊。溲，小便也。下焦不归其部，不能约制溲便，故遗溲。

跌阳脉沉而数，沉为实，数消谷，紧者病难治。

沉为实者，沉主里也。数消谷者，数为热也。紧为肝脉，见于脾部，木来克土，为鬼贼相刑，故云难治。

寸口脉微而涩，微者卫气衰，涩者荣气不足。卫气衰，面色黄，荣气不足，面色青。荣为根，卫为叶，荣卫俱微，则根叶枯槁，而寒栗咳逆，唾腥吐涎沫也。

卫为气，面色黄者，卫气衰也。荣为血，面色青者，荣血衰也。荣行脉中为根，卫行脉外为叶。荣为阴，卫为阳。荣为根，卫为叶，根叶俱微，则阴阳之气内衰，致生寒栗而咳逆，唾腥，吐涎沫也。

王宇泰云：子能令母虚。肺主气，气虚则脾色见于面而黄。心主血，血衰则肝色见于面而青。肺臭腥，脾液涎也。

跌阳脉浮而芤，浮者卫气衰，芤者荣气伤。其身体瘦，肌肉甲错，浮芤相搏，宗气衰微，四属断绝。

经曰：卫气盛，名曰高。高者，暴狂而肥。荣气盛，

---

① 酢（cù 醋）：也作"醋"。酸味液体。

名曰章。章者，暴泽而光。其身体瘦而不肥者，卫气衰也。肌肉甲错而不泽者，荣气伤也。宗气者，三焦归气也。四属者，皮肉脂髓也。荣卫衰伤，则宗气亦微，四属失所滋养，致断绝矣。

寸口脉微而缓。微者卫气疏，疏则其肤空。缓者胃气实，实则谷消而水化也。谷入于胃，脉道乃行。水入于经，其血乃成。荣盛则其肤必疏，三焦绝经，名曰血崩。

卫为阳，微为亡阳。脉微者，卫气疏。卫温分肉，肥腠理，卫气既疏，皮肤不得温肥则空虚也。经曰：缓者胃气有余，有余为实，故云缓者胃气实。《内经》曰：食入于胃，淫精于脉。是谷入于胃，脉道乃行也。《针经》曰：饮而液渗于络，合和于血。是水入于经，其血乃成也。胃中谷消，水化而为血气。今卫疏荣盛，是荣气强而卫气弱也。卫气弱者，外不能固密皮肤，而谓之气疏；内则不能卫护其血，而血为之崩。经，常也。三焦者，气之道路。卫气疏，则气不循常度，三焦绝其常度也。

张卿子云：玩实字，乃胃病也。实则谷消而水化，是胃虚不能使水谷入经循其脉道，故外则肤空，内则血崩。荣盛二字，谓不能与卫和，肤疏二字，谓不能固其荣，非云荣强而卫弱也。

唐不岩云：既言悍气为卫，精气为荣，则荣卫者，水谷精悍之气所成，岂独单言水不能化血？即单言谷，亦岂有化气之理！经文语意甚圆，即引经淫精于脉，合和于血，亦不似成氏水谷二字截然两分也。

趺阳脉微而紧，紧为寒，微则为虚，微紧相搏，则为短气。

中虚且寒，气自短矣。

少阴脉弱而涩，弱者微烦，涩者厥逆。

烦者，热也。少阴脉弱者，阴虚也。阴虚则发热，以阴部见阳脉，非大虚也，故生微烦。厥逆者，四肢冷也。经曰：阴阳不相顺接，便为厥。厥者，手足厥冷是也。少阴脉涩者，阴气涩，不能与阳相顺相接，故厥逆也。

趺阳脉不出，脾不上下，身冷肤硬。

脾胃为荣卫之根，脾能上下，则水谷消磨，荣卫之气得以行。脾气虚衰，不能上下，则荣卫之气不得通营于外，故趺阳脉不出。身冷者，卫气不温也。肤硬者，荣血不濡也。

少阴脉不至，肾气微，少精血，奔气促迫，上入胸膈，宗气反聚，血结心下，阳气退下，热归阴股，与阴相动，令身不仁，此为尸厥，当刺期门、巨阙。

尸厥者，为其从厥而生，形无所知，其状若尸，故名尸厥。少阴脉不出，则厥气客于肾，而肾气微，少精血。厥气上奔，填塞胸膈，壅遏阳气，使宗气反聚，而血结心下。《针经》曰：五谷入于胃，其糟粕津液宗气，分为三隧。宗气积于胸中，出于喉咙，以贯心肺而行呼吸。又曰：荣气者，泌其津液，注之于脉，化而为血以营四末。

今厥气大甚，宗气反聚而不行，则绝其呼吸。血结心下而不流，则四体不仁。阳气为厥气所拥，不能宣发，退下至阴股间，与阴相动。仁者，柔也。不仁者，言不柔和也，为寒热痛痒俱不觉知者也。阳气外不为使，内不得通，荣卫俱不能行，身体不仁，状若尸也。《内经》曰：厥气上行，满脉去形。刺期门者，以通心下结血。刺巨阙者，以行胸中宗气。血气流通，厥气退则苏矣。

寸口脉微，尺脉紧，其人虚损多汗，知阴常在，绝不见阳也。

寸微为亡阳，尺紧为阴胜，阳微阴胜，故名虚损。又加之多汗，则愈损阳气，是阴常在，而绝不见阳也。

寸口诸微亡阳，诸濡亡血，诸弱发热，诸紧为寒，诸乘寒者则为厥，郁冒不仁，以胃无谷气，脾涩不通，口急不能言，战而栗也。

卫，阳也。微为卫气微，故云亡阳。荣，血也。濡为荣气弱，故云亡血。弱为阴虚，虚则发热。紧为阴胜，故为寒。诸乘寒者，则阴阳俱虚而为寒邪乘之也。寒乘气虚，抑伏阳气，不得宣发，遂成厥也。郁冒，为昏冒不知人也。不仁，为强直而无觉也，为尸厥焉。以胃无谷气致脾涩不通于上下，故使口急不能言。战者，寒在表也。栗者，寒在里也。

问曰：濡弱何以反适十一头？师曰：五脏六腑相乘，故令十一。

濡弱者，气血也。往反有十一头，头者，五脏六腑共有十一也。

问曰：何以知乘腑？何以知乘脏？师曰：诸阳浮数为乘腑，诸阴迟涩为乘脏也。

腑，阳也，阳脉见者，为乘腑也。脏，阴也，阴脉见者，为乘脏也。

卷　二

伤寒例第三

《阴阳大论》云：春气温和，夏气暑热，秋气清凉，冬气冷冽，此则四时正气之序也。

春夏为阳，春温夏热者，阳之动，始于温盛于暑故也。秋冬为阴，秋凉而冬寒者，以阴之动，始于清①盛于寒故也。

冬时严寒，万类深藏，君子②固密，则不伤于寒。触冒之者，乃名伤寒耳。

冬三月，纯阴用事，阳乃伏藏，水冰地坼，寒气严凝。当是之时，善摄生者，出处固密，去寒就温，则不伤于寒。其涉寒冷，触冒霜雪为病者，谓之伤寒也。

其伤于四时之气，皆能为病。

春风、夏暑、秋湿、冬寒，谓之四时之气。

以伤寒为毒者，以其最成杀厉之气也。

热为阳，阳主生。寒为阴，阴主杀。阴寒为病，最为肃杀毒厉之气。

中而即病者，名曰伤寒，不即病者，寒毒藏于肌肤，

---

① 清：仲景全书本作"凉"。

② 君子：指注意摄生的人。

至春变为温病，至夏变为暑病，暑病者，热极重于温也。

《内经》曰：先夏至日为温病，后夏至日为暑病。温暑之病，本伤于寒而得之，故太医均谓之伤寒也。

是以辛苦之人，春夏多温热病，皆由冬时触寒所致，非时行之气也。凡时行者，春时应暖而复大寒；夏时应大热而反大凉；秋时应凉而反大热；冬时应寒而反大温。此非其时而有其气，是以一岁之中，长幼之病，多相似者，此则时行之气也。

四时气候不正为病，谓之时行之气。时气所行为病，非暴厉之气，感受必同，是以一岁之中，长幼之病多相似也。

王宇泰云：以上辨伤寒时气之异。

夫欲候知四时正气为病，及时行疫气之法，皆当按斗历①占之。

四时正气者，春风、夏暑、秋湿、冬寒是也。时行者，时行之气是也。温者，冬时感寒，至春发者是也。疫者，暴厉之气是也。占前斗建，审其时候之寒温，察其邪气之轻重而治之，故下文曰：

九月霜降节后宜渐寒，向冬大寒，至正月雨水节后宜解也。所以谓之雨水者，以冰雪解而为雨水故也。至惊蛰二月节后，气渐和暖，向夏大热，至秋便凉。

---

① 斗历：随着斗柄所转指方向，测知季节的递变。斗，星宿中的北斗；历，历法。

冬寒、春温、夏热、秋凉，为四时之正气也。

从霜降以后，至春分以前，凡有触冒霜露，体中寒即病者，谓之伤寒也。

九月、十月，寒气尚微，为病则轻。十一月、十二月，寒冽已严，为病则重。正月、二月寒渐将解，为病亦轻。此以冬时不调，适有伤寒之人，即为病也。

此为四时正气，中而即病者也。

其冬有非节之暖者，名曰冬温。冬温之毒，与伤寒大异，冬温复有先后，更相重沓，亦有轻重，为治不同，证如后章。

此为时行之气，前云冬时应寒，而反大温者是也。

从立春节后，其中无暴大寒，又不冰雪，而有人壮热为病者，此属春时阳气，发于冬时伏寒，变为温病。

此为温病也。《内经》曰：冬①伤于寒，春必病温。

从春分以后，至秋分节前，天有暴寒者，皆为时行寒疫也。三月、四月或有暴寒，其时阳气尚弱，为寒所折，病热犹轻。五月、六月阳气已盛，为寒所折，病热则重。七月、八月阳气已衰，为寒所折，病热亦微，其病与温及暑病相似，但治有殊耳。

此为疫气也。是数者，以明前斗历之法，占其随时气候，发病寒热轻重不同耳。

---

① 冬：原作"不"，据仲景全书本及《素问·生气通天论》改。

王宇泰云：此辨时行与伤寒相似，治法不同。要在辨其病原，寒、热、温三者之异，则用药冷热之品味判然矣。

王履云：即病谓之伤寒，不即病谓之温暑。其原不殊，故一以伤寒为称，其类各别，故施治不得以相混。今人以伤寒法治温暑，亦不过借用耳，非仲景立法之本意也。或用辛凉解散，庶为得宜。苟不慎而轻用之，诚不免夫狂躁、斑黄、衄血之变也。

王宇泰云：伤寒即发于天令寒冷之时，而寒邪在表闭其腠理，故非辛甘温之剂不足以散之。此仲景桂枝麻黄等汤之所以必用也。温病、热病，后发于天令暄热之时，怫热自内而达于外，郁其腠理，无寒在表，故非辛凉或苦寒或酸苦之剂，不足以解之。

十五日得一气于四时之中，一时有六气，四六名为二十四气也。

节气十二，中气十二，共二十四。《内经》曰：五日谓之候，三候谓之气，六气谓之时，四时谓之岁。

然气候亦有应至而不至，或有未应至而至者，或有至而太过者，皆成病气也。

疑漏"或有至而不去"，此一句按《金匮要略》曰：有未至而至，有至而不至，有至而不去，有至而太过。何故也。师曰：冬至之后，甲子①夜半，少阳起，少阳之时，阳始生，天得温和，以未得甲子，天因温和，此为未至而至也。以得甲子，而天未温和，此为至而不至也。以得甲子，天大寒不解，此为至而不去也。以得甲子，而天温如盛夏五六月时，此为至而太过也。《内经》曰：至而和则平，至而甚则病，至而反者病，至而不至者病，未至而至者病。即是观之，脱漏明矣。

但天地动静，阴阳鼓击者，各正一气耳。

《内经》曰：阴阳者，天地之道。清阳为天，动而不息，浊阴为地，静而不移。天地阴阳之气，鼓击而生。春夏秋冬，寒热温凉，各正一气也。

是以彼春之暖，为夏之暑，彼秋之忿，为冬之怒。

春暖为夏暑，从生而至长也。秋忿为冬怒，从肃而至杀也。

是故冬至之后，一阳爻升，一阴爻降也。夏至之后，一阳气下，一阴气上也。

十月六爻皆阴，坤卦为用，阴极阳来，阳生于子。冬至之后，一阳爻升，一阴爻降，于卦为复，言阳气得复也。四月六爻皆阳，乾卦为用，阳极阴来，阴生于午。夏至之后，一阳气下，一阴气上，于卦为姤②，言阴得遇阳也。《内经》曰：冬至四十五日，阳气微上，阴气微下。

---

① 甲子：甲子为干支之首。此指冬至后第一天。
② 姤（gòu 够）：姤卦，是《易经》六十四卦第四十四卦。

夏至四十五日，阴气微上，阳气微下。

斯则冬夏二至，阴阳合也，春秋二分，阴阳离也。

阳生于子，阴生于午，是阴阳相接，故曰合。阳退于西，阴退于卯，是阴阳相背，故曰离。《内经》曰：气至之谓至，气分之谓分。至则气同，分则气异。

阴阳交易，人变病焉。

天地阴阳之气，既交错而不正，人所以变病。《内经》曰：阴阳相错，而变由生也。

此君子春夏养阳，秋冬养阴，顺天地之刚柔也。

《内经》曰：养生者，必顺于时。春夏养阳，以凉以寒，秋冬养阴，以温以热。所以然者，从其根故也。

小人触冒，必婴暴疹，须知毒烈之气，留在何经，而发何病，详而取之。

不能顺四时调养，触冒寒温者，必成暴病，医者当在意审详而治之。

是以春伤于风，夏必飧泄；夏伤于暑，秋必病疟；秋伤于湿，冬必咳嗽；冬伤于寒，春必病温。此必然之道，可不审明之？

当春之时，风气大行。春伤于风，风气通于肝，肝以春适王，风虽入之，不能即发，至夏肝衰，然后始动。风淫末疾，则当发于四肢。夏以阳气外盛，风不能外发，故攻内而为飧泄。飧泄者，下利米谷不化而色黄。当秋之时，湿气大行，秋伤于湿，湿则干于肺，肺以秋适王，湿虽入之，不能即发，至冬肺衰，然后湿始动也。雨淫腹疾，则当发为下利。冬以阳气内固，湿气不能下行，故上逆而为咳嗽。当夏之时，暑气大行，夏伤于暑，夏以阴为主内，暑虽入之，势未能动，及秋阴出而阳为内主，然后暑动搏①阴而为痎疟。痎者，二日一发，疟者，一日一发。当冬之时，寒气大行，冬伤于寒，冬以阳为主内，寒虽入之，势未能动。及春阳出而阴为内主，然后寒动传阳而为温病。是感冒四时正气为病，必然之道。

伤寒之病，逐日浅深，以施方治。

《内经》曰：未满三日者，可汗而已，其满三日者，可泄而已。

今世人伤寒，或始不早治，或治不对病，或日数久淹，困乃告医。医人又不以次第而治之，则不中病。皆宜临时消息②制方，无不效也。今搜采仲景旧论，录其证候，诊脉声色，对病真方，有神验者，拟防世急也。

仲景之书逮今千年而显用于世者，王叔和之力也。

又土地温凉高下不同，物性刚柔餐居亦异，是黄帝兴四方之问，岐伯举四治之能，以训后贤，开其未悟者。临病之工，宜须两审也。

东方地气温，南方地气热，西方地气凉，北方地气寒。西北方高，东南方下，是土地温凉高下不同也。东方

---

① 搏：原作"傅"，据仲景全书本改。
② 消息：诊断时体察病情进退。

安居食鱼，西方陵居华食，南方湿处而嗜酸，北方野处而食乳，是餐居之异也。东方治宜砭石，西方治宜毒药，南方治宜微针，北方治宜灸焫①，是四方医治不同也。医之治病，当审其土地所宜。

庞安时云：一州之内，有山居者，为居积阴之所，盛夏冰雪，其气寒，腠理闭，难伤于邪，其人寿，其有病者，多中风中寒之疾也。有平泽居者，为居积阳之所，严冬生草，其气温，腠理疏，易伤于邪，其人夭，其有病者，多中温中暑之疾也。

凡伤于寒则为病热，热虽甚不死。

《内经》曰：风寒客于人，使人毫毛毕直，皮肤闭而为热，是伤寒为病热也。《针经》曰：多热者易已，多寒者难已。是热虽甚，不死。

若两感于寒而病者，必死。

表里俱病者，谓之两感。

尺寸俱浮者，太阳受病也，当一二日发，以其脉上连风府，故头项痛，腰脊强。

太阳为三阳之长，其气浮于外，故尺寸俱浮，是邪气初入皮肤，外在表也，当一二日发。风府，穴名也，项中央，太阳之脉，从巅入络脑，还出别下项，是以上连风府，其经循肩膊内，侠脊，抵腰中，故病头项痛，腰

---

① 焫（ruò 若）：指利用燃烧草药熏灼治病的方法。

脊强。

尺寸俱长者，阳明受病也，当二三日发。以其脉侠鼻，络于目，故身热、目疼、鼻干，不得卧。

阳明血气俱多，尺寸俱长者，邪并阳明，而血气淖溢也。太阳受邪不已，传于阳明，是当二三日发。其脉侠鼻者，阳明脉起于鼻，交颈中，络于目。阳明之脉，正上頔頞①，还出系目系。身热者，阳明主身之肌肉。《针经》曰：阳明气盛，则身以前皆热。目疼鼻干者，经中客邪也。不得卧者，胃气逆不得从其道也。《内经》曰：胃不和，则卧不安。

尺寸俱弦者，少阳受病也，当三四日发，以其脉循胁，络于耳，故胸胁痛而耳聋。

《内经》曰：阳中之少阳，通于春气，春脉弦，尺寸俱弦者，知少阳受邪也。二三日，阳明之邪不已，传于少阳，是当三四日发。胸胁痛而耳聋者，经壅而不利也。

此三经皆受病，未入于腑者，可汗而已。

三阳受邪，为病在表，法当汗解。然三阳亦有便入腑者，入腑则宜下，故云未入于腑者，可汗而已。

尺寸俱沉细者，太阴受病也，当四五日发，以其脉布胃中，络于嗌②，故腹满而嗌干。

阳极则阴受之，邪传三阳既遍，次乃传于阴经。在阳

---

① 頔頞（duò è 堕恶）：頔，面骨；頞，鼻梁。
② 嗌（yì 益）：咽喉。

为表，在阴为里，邪在表则见阳脉，邪在里则见阴脉。阳邪传阴，邪气内陷，故太阴受病而脉尺寸俱沉细也。自三阳传于太阴，是当四五日发也。邪入于阴，则渐成热，腹满而嗌干者，脾经壅而成热也。

尺寸俱沉者，少阴受病也，当五六日发。以其脉贯肾，络于肺，系舌本，故口燥舌干而渴。

少阴，肾水也，性趋下。少阴受病，脉尺寸俱沉也。四五日，太阴之邪不已，至五六日，则传于少阴也，是少阴病当五六日发。人伤于寒，则为病热，谓始为寒而终成热也。少阴为病，口燥舌干而渴，邪传入里，热气渐深也。

《活人》① 云：经云一二日少阴者，谓初中病时，便入少阴，不经三阳也。大抵伤寒发于阳，则太阳也。发于阴，则少阴也。凡病一日至十二三日太阳证不能罢者，俱治太阳。有初得病，便见少阴证者，宜攻少阴，亦不必先自巨阳。盖寒入太阳，即发热而恶寒，入少阴，即恶寒而不热。

尺寸俱微缓者，厥阴受病也，当六七日发。以其脉循阴器，络于肝，故烦满而囊缩。

缓者，风脉也。厥阴脉微缓者，邪传厥阴，热气已剧，近于风也。当六七日发，以少阴邪传于厥阴。烦满而

---

① 活人：指《活人书》，又名《类证活人书》。宋代医家朱肱撰，二十二卷（一作二十卷）。

囊缩者，热气聚于内也。

王三阳云：厥阴风脉固当缓，但缓脉多是胃气和，脉有胃气，乃欲愈之候。病传厥阴，亦甚危笃矣，岂有胃气乎。必缓中带弦直，而无神气，方是病传厥阴之恶候也。若只是缓脉，传经已尽，火气已去，吉兆也。

此三经皆受病，已入于腑，可下而已。

三阴受邪，为病在里，于法当下。然三阴亦有在经者，在经则宜汗，故云已入于腑者，可下而已。经曰：临病之工，宜须两审。

王三阳云：成云三阴亦有在经，正阴证亦有在经在腑之谓也。经不云三经皆受病，可下而已，而必增"已入于腑"四字，亦以别直中阴经者，则当发汗，非谓阳证传到阴经，尚有可汗者在也。若阳证传到阴经，纵有未尽入腑者，当用大柴胡汤之时也，岂可再言发汗哉！

若两感于寒者，一日太阳受之，即与少阴俱病，则头痛口干，烦满而渴；二日阳明受之，即与太阴俱病，则腹满身热不欲食，谵语；三日少阳受之，即与厥阴俱病，则耳聋囊缩而厥，水浆不入，不知人者，六日死。若三阴三阳、五脏六腑皆受病，则荣卫不行，腑脏不通，则死矣。

阴阳俱病表里俱伤者，为两感。以其阴阳两感，病则两证俱见。至于传经，则亦阴阳两经俱传也。始得一日，头痛者，太阳。口干、烦满而渴者，少阴。至二日，则太阳传于阳明，而少阴亦传于太阴，身热谵语者，阳明。腹满不欲食者，太阴。至三日，阳明传于少阳，而太阴又传于厥阴。耳聋者，少阳。囊缩而厥者，厥阴。水浆不入不知人者，胃气不通也。《内经》曰：五脏已伤，六腑不通，荣卫不行，如是之后，三日乃死。何也？岐伯曰：阳明者，十二经脉之长也，其血气盛，故云不知人三日，其气乃尽，故死矣。谓三日，六经俱病，荣卫之气，不得行于内外，腑脏之气，不得通于上下。至六日，腑脏之气俱尽，荣卫之气俱绝，则死矣。

王三阳云：二三日内，谵语囊缩，水浆不入，不知人者，此真两感也，其死必矣。太阳经、少阴经，头痛口干、烦满而口渴者，有似于暑病热病，宜仔细辨之。且太阳证，人本亦作渴，不可便断是两感病也。然两感先少阴，传经先太阴者，何也？盖两感太阳与少阴俱病者，太阳，膀胱也，少阴，肾也。肾与膀胱为表里，表里同病也。阳证传经先入太阴者，阳邪内陷，脾胃为仓廪之官也，况木来克土，势易侵也。

王宇泰云：太阳为膀胱，少阴为肾，肾与膀胱为合。太阴为脾，阳明为胃，胃与脾合。少阳为胆，厥阴为肝，肝与胆合。阴道从阳，譬之妯娌，但以夫年为次，不以已齿为序也。

其不两感于寒，更不传经，不加异气者，至七日太阳病衰，头痛少愈也；八日阳明病衰，身热少歇也；九日少阳病衰，耳聋微闻也；十日太阴病衰，腹减如故，则思饮

食；十一日少阴病衰，渴止，舌干已而嚏也；十二日厥阴病衰，囊纵少腹微下，大气皆去，病人精神爽慧也。

六日传遍，三阴三阳之气皆和，大邪之气皆去，病人精神爽慧也。

若过十三日以上不间，尺寸陷者，大危。

间者，瘳①也。十二日传经尽，则当瘳愈。若过十三以上，不瘳，尺寸之脉沉陷者，即正气内衰，邪气独胜，故云大危。

戴元礼②云：伤寒先犯太阳，以次而传，此特言其概耳。然其中变证不一，有发于阳，即少阴受之者，有夹食伤寒。食动脾，脾太阴之经，一得病，即腹满痛者。亦有不循经而入，如初得病，径犯阳明之类，不皆始于太阳也。亦有首尾止在一经，不传他经。亦有止传一二经而止者，不必尽传诸经也。至如病之逾越，不可泥于次序，当随证施治，所以伤寒得外证为多。

《活人书》云：凡寒邪自背而入者，或中太阳，或中少阴。自面而入者，则中阳明之类，亦不专主于太阳也。

王宇泰云：有寒客三阴，极而生热，则传阳明。凡邪初中三阴则寒，故宜温药发汗。及寒极变热，则复宜寒药下之。盖三阴三阳，皆能自受邪，不止自太阳经传也。

---

① 瘳（chōu 抽）：病愈。

② 戴元礼：指戴思恭。明代医家，字元礼。撰《证治要诀》《证治类方》等书。

若更感异气变为他病者，当依旧坏证病而治之。若脉阴阳俱盛，重感于寒者，变为温疟。

异气者，为先病未已，又感别异之气也，两邪相合，变为他病。脉阴阳俱盛者，伤寒之脉也。《难经》曰：伤寒之脉，阴阳俱盛而紧涩。经曰：脉盛身寒，得之伤寒。则为前病热未已，再感于寒，寒热相搏，变为温疟。

王三阳云：阴阳俱盛者，伤寒脉也。十三日以上，脉已传里，变为热病矣，脉当沉数。今复见伤寒脉，岂非重感于外寒乎。寒热相搏，故曰变为温疟。

阳脉浮滑，阴脉濡弱者，更遇于风，变为风温。

此前热未歇，又感于风者也。《难经》曰：中风之脉，阳浮而滑，阴濡而弱，风来乘热，故变风温。

阳脉洪数，阴脉实大者，遇温热变为温毒，温毒为病最重也。

此前热未已，又感温热者也。阳主表，阴主里，洪数、实大皆热也，两热相合，变为温毒，以其表里俱热，故为病最重。

阳脉濡弱，阴脉弦紧者，更遇温气，变为温疫。以此冬伤于寒，发为温病，脉之变症，方治如说。

此前热未已，又感温气者也，温热相合，变为温疫。王宇泰云：按《活人》所云，温病有二，其用升麻解肌者，乃正伤寒太阳证。恶寒而不渴者，特以其发于温暖之时，故谓之温病尔。其用竹叶石膏汤者，乃仲景所谓渴不恶寒之温病也。要须细别，勿令误也。然不恶寒而渴之温病，四时皆有之，不独春时而已。

凡人有疾，不时即病，隐忍冀瘥，以成痼疾。

凡觉不佳，急须求治，苟延时日，则邪气入深，难可复制。《千金》曰：凡有少苦，以不如平常，即须早道。若隐忍不治，冀望自瘥，须臾之间，以成痼疾，此之谓也。

小儿女子，益以滋甚。

小儿气血未全，女子血室多病，凡所受邪，易于滋蔓。

时气不和，便当早言。寻其邪由，及在腠理，以时治之，罕有不愈者。

腠理者，津液腠泄之所，文①理缝会之中也。《金匮要略》曰：腠者，是三焦通会元真之处，为血气所注。理者，是皮肤脏腑之文理也。邪客于皮肤，则邪气浮浅，易为散发。若以时治之，罕有不愈者矣。《金匮玉函》曰：主候长存，形色未病，未入腠理，针药及时，服将调节，委以良医，病无不愈。

患人忍之，数日乃说。邪气入脏，则难可制。此为家有患，备虑之要。

邪在皮肤，则外属阳而易治。邪传入里，则内属阴而

① 文：纹理。

难治。《内经》曰：善治者治皮毛，其次治肌肤，其次治筋脉，其次治六腑，其次治五脏。治五脏者，半死半生也。昔桓侯怠于皮肤之微疾，以至骨髓之病。家有患者，可不备虑？

凡作汤药，不可避晨夜，觉病须臾，即宜便治，不等早晚，则易愈矣。

《千金》曰：凡始觉不佳，即须治疗，迄至于病，汤食竞进，折其毒势，自然而瘥。

若或瘥迟，病即传变，虽欲除治，必难为力。

传有常也，变无常也。传为循经而传，如太阳传阳明是也。变为不常之变，如阳证变阴证是也。邪既传变，病势深也。《本草》曰：病势已成，可得半愈；病势已过，命将难全。

服药不如方法，纵意违师，不须治之。

《内经》曰：拘于鬼神者，不可与言至德；恶于针石者，不可与言至巧；病不许治者，病必不治，治之无功矣。

凡伤寒之病，多从风寒得之。

凡中风与伤寒为病，自古通谓之伤寒。《千金》曰：夫伤寒病者，起自风寒，入于腠理，与精气分争，荣卫偏膈①，周身不通而病。

始表中风寒，入里则不消矣。

---

① 膈：据文义当作"隔"。

始自皮肤，入于经络，传于脏腑是也。

未有温覆而当不消散者。

风寒初客于皮肤，便投汤药，温暖发散而当者，则无不消散之邪。

不在证治，拟欲攻之，尤当先解表，乃可下之。

先解表而后下之，则无复传之邪也。

若表已解而内不消，非大满，尤生寒热，则病不除。

表症虽罢，里不至大坚满者，亦未可下之，是邪未收敛成实。下之则里虚而邪复不除，尤生寒热也。

若表已解，而内不消，大满大实，坚有燥屎，自可除下之，虽四五日，不能为祸也。

外无表症，里有坚满，为下症悉具。《外台》云：表和里病，下之则愈。下症既具，则不必拘于日数。

若不宜下而便攻之，内虚热入，协热遂利，烦躁诸变，不可胜数，轻者困笃，重者必死矣。

下之不当，病轻者，症尤变易而难治，又矧①重者乎？

夫阳盛阴虚，汗之则死，下之则愈。阳虚阴盛，汗之则愈，下之则死。

表为阳，里为阴，阴虚者，阳必凑之。阳盛之邪，乘其里虚而入于腑者，为阳盛阴虚也。经曰：尺脉弱，名曰阴不足，阳气下陷入阴中则发热者是矣。下之除其内热而

---

① 矧（shěn 审）：况且。

愈，若反汗之，则竭其津液而死。阴脉不足，阳往从之；阳脉不足，阴往乘之。阴邪乘其表虚，客于荣卫之中者，为阳虚阴盛也。经曰：假令寸口脉微，名曰阳不足。阴气上入阳中，则洒淅恶寒者是矣。汗之散其表寒则愈。若反下之，则脱其正气而死。经曰：本发汗而复下之，此为逆也。本先下之，而反汗之为逆。

夫如是，则神丹安可以误发，甘遂何可以妄攻。虚盛之治，相背千里，吉凶之机，应若影响，岂容易哉。

神丹者，发汗之药也。甘遂者，下药也。若汗下当则吉，汗下不当则凶，其应如影随形，如响应声。

况桂枝下咽，阳盛则毙，承气入胃，阴盛以亡。

桂枝汤者，发汗药也，承气汤者，下药也。《金匮玉函》曰：不当汗而强与汗之者，令人夺其津液，枯槁而死；不当下而强与下之者，令人开肠洞泄，便溺不禁而死。

死生之要，在乎须臾，视身之尽，不暇计日。

投汤不当，则灾祸立见，岂暇计其日数哉。

此阴阳虚实之交错，其候至微，发汗吐下之相反，其祸至速。而医术浅狭，懵然不知病源，为治乃误，使病者殒殁，自谓其分。至今冤魂塞于冥路，死尸盈于旷野，仁者鉴此，岂不痛欤。凡两感病俱作，治有先后，发表攻里，本自不同。而执迷妄意者，乃云神丹甘遂合而饮之，且解其表，又除其里，言巧似是，其理实违。夫智者之举

错也，常审以慎，愚者之动作也，必果而速。安危之变，岂可诡哉。世上之士，但务彼翕习之荣，而莫见此倾危之败。惟明者居然能护其本，近取诸身，夫何远之有焉！

两感病俱作，欲成不治之疾，医者大宜消息，审其先后次第而治之。若妄意攻治，以求速效者，必致倾危之败。

赵嗣真①云：经曰：邪气盛则实，精气夺则虚。因正气先虚，以致邪气客之而为盛实，于是有阴虚阳盛、阳虚阴盛二证之别。盖盛者，指邪气而言，虚者，指正气而言。且正气在人，阳主表而阴主里。邪气中人，表为阴而里为阳。若夫表之真阳先虚，故阴邪乘阳而盛实。表受邪者，阳虚也，脉浮紧者，阴邪盛于外也，是谓阳虚阴盛。所以用桂枝辛甘之温剂，汗之则阴邪消，温之则真阳长，使邪去正安故愈。又若里之真阴先虚，故阳邪入阴而盛实。里受邪者，阴虚也，脉沉实者，阳邪盛于内也，是谓阴虚阳盛，所以用承气酸苦之寒剂，下之则阳邪消，寒之则真阴长，使邪去正安故愈。如其不然，阳盛而用桂枝，下咽即毙，阴盛而用承气，入胃即亡。是皆盛盛虚虚，而致邪失正也。

王履云：邪之伤于人也，有浅深焉。浅则居表，深则入里。居表则闭腠理，发怫热，见恶寒、恶风、头痛等

----

① 赵嗣真：元代医家。撰《活人释疑》。

症。于斯时也，惟辛温解散而可愈。入里则为燥屎，作潮热形，狂言谵语，大渴等症。于斯时也，惟咸寒攻下而可平。夫寒邪外客，非阴盛而阳虚乎。热邪内炽，非阳盛而阴虚乎。汗下一差，生死反掌。

又云：所谓阳盛即毙者，是言表证已罢，而里证既全，可攻而不可汗。所谓阴盛以亡者，是言里证未形，而表证独具，可汗而不可攻。

戴元礼云：伤寒要紧处，在分表里而为汗下。有病人自汗自下者，有医用药汗之下之者，中间节目颇多。汗药宜早，下药宜迟，此亦大纲之论耳。

王三阳云：表证急，先解表，后即治里。里证急，先治里，后即解表。此先后次第也。若欲作一汤治之，神丹甘遂，合饮之谓矣。虽然大羌活汤亦可用之，但必表里齐等，不容先后治者，万不得已而用也。

凡发汗，温服汤药，其方虽言日三服，若病剧不解，当促①**其间，可半日中尽三服。若与病相阻，即便有所觉。重病者，一日一夜，当晬时观之。如服一剂，病证犹在，故当复作本汤服之。至有不肯汗出，服三剂乃解，若汗不出者，死病也。**

发汗药，须温暖服者，易为发散也。日三服者，药势续也。病势稍重，当促急服之，以折盛热，不可拘于本

---

① 促：缩短。

方。设药病不相对，汤入即便知之。如阴多者投以凉药，即寒逆随生；阳多者饮以温剂，则热毒即起，是便有所觉。晬时者，周时也。一日一夜，服汤药尽剂，更看其传，如病证犹在，当复作本汤，以发其汗。若服三剂不解，汗不出者，邪气大甚，汤不能胜，必成大疾。《千金》曰：热病，脉躁盛而不得汗者，此阳脉之极也，死。

王三阳云：亦有黄芪建中补之，而后汗出者。若服三剂发汗药，汗复不出，其死必矣。宜仔细候脉消息之，毋妄治也。

凡得时气病，至五六日而渴欲饮水，饮不能多，不当与也。何者？以腹中热尚少，不能消之，便更与人作病也。至七八日大渴欲饮水者，犹当依证与之，与之常令不足，勿极意也，言能饮一斗，与五升。若饮而腹满，小便不利，若喘若哕，不可与之。忽然大汗出，是为自愈也。

热在上焦，则为消渴。言热消津液，而上焦干燥，则生渴也。大热则能消水，热少不能消之，若强饮，则停饮变为诸病。至七八日，阳胜气温，向解之时多，尚生大渴，亦须少少与之，以润胃气，不可极意饮也。若饮而腹满，小便不利，若喘若哕者，为水饮内停而不散，不可更与之。忽然阳气通，水气散，先发于外，作大汗而解。

凡得病，反能饮水，此为欲愈之病。其不晓病者，但闻病饮水自愈，小渴者，亦强与饮之，因成其祸，不可复数。

小渴者，为腹中热少，若强与水，水饮不消，复为诸饮病也。

凡得病厥脉动数，服汤药更迟，脉浮大减小，初躁后静，此皆愈证也。

动数之脉，邪在阳也。汤入而变迟者，阳邪愈也。浮大之脉，邪在表也。而复减小者，表邪散也。病初躁乱者，邪所烦也。汤入而安静者，药胜病也，是皆为愈证。

凡治温病，可刺五十九穴。

五十九穴者，以泻诸经之温热。《针经》曰：热病取之诸阳五十九穴，刺以泻其热，而出其汗，实其阴，而补其不足。所谓五十九刺，两手内外侧各三，凡十二痏①。五指间各一，凡八痏，足亦如是。头入发际一寸旁三分各三，凡六痏。更入发三寸边五，凡十痏。耳前后口下各一，项中一穴，凡六痏。巅上一，囟会一，发际一，廉泉一，风池二，天柱二。又《内经》曰：热俞五十九，头上五行，行五者以泻诸阳之热逆也。大杼、膺俞、缺盆、背俞此八者，以泻胸中之热也。气冲、三里、巨虚、上下廉，此八者，以泻胃中之热也。云门、髃骨②、委中、髓空③此八者，以泻四肢之热也。五脏俞旁五，此十者，以泻五脏之热也。凡此五十九穴者，皆热之左右也。

② 髃骨：简称髃。又名肩髃、肩端骨，俗称肩头。
③ 髓空：即腰俞。经穴别名。出自《针灸甲乙经》。

又身之穴，三百六十有五。其三十九穴，灸之有害。七十九穴，刺之为灾，并中髓也。

穴有三百六十五，以应一岁。其灸刺之禁，皆肉薄骨解之处，血脉虚少之分，针灸并中髓也。

凡脉四损三日死。平人四息，病人脉一至，名曰四损。脉五损一日死，平人五息，病人脉一至，名曰五损。脉六损一时死，平人六息，病人脉一至，名曰六损。

四脏气绝者，脉四损。五脏气绝者，脉五损。五脏六腑俱绝者，脉六损。

脉盛身寒，得之伤寒，脉虚身热，得之伤暑。

《内经》曰：脉者，血之府也。脉实血实，脉虚血虚。寒则伤血，邪并于血则血盛而气虚，故伤寒者脉盛而身寒。热则伤气，邪并于气则气盛而血虚，故伤暑者脉虚而身热。

脉阴阳俱盛，大汗出，不解者死。

脉阴阳俱盛，当汗出而解。若汗出不解，则邪气内胜，正气外脱，故死。《内经》曰：汗出而脉尚躁盛者死。《千金》曰：热病已得汗，脉尚躁盛，此阳脉之极也，死。

脉阴阳俱虚，热不止者死。

脉阴阳俱虚者，真气弱也，热不止者，邪气胜也。《内经》曰：病温，虚甚者死。

脉至乍疏乍数者死。

为天真荣卫之气断绝也。

脉至如转索者，其日死。

为紧急而不软，是中无胃气，故不出其日而死。

谵言妄语，身微热，脉浮大，手足温者生，逆冷，脉沉细者，不过一日死矣。

谵言妄语，阳病也。身微热，脉浮大，手足温，为脉病相应。若身逆冷，脉沉细，为阳病见阴脉，脉病不相应，故不过一日而死。《难经》曰：脉不应病，病不应脉，是为死病。

此以前是伤寒热病证候也。

辨痉湿暍①脉证第四

伤寒所致，太阳痉、湿、暍三种，宜应别论，以为与伤寒相似，故此见之。

痓，当作痉，传写之误也。痓者，恶也，非强也。《内经》曰：肺移热于肾，传为柔痓。柔，为筋柔而无力，痓，谓骨痓而不随。痉者强也。《千金》以强直为痓。经曰：颈项强急，口噤，背反张者，痓。即是观之，痓为痉字明矣。

太阳病，发热无汗，反恶寒者，名曰刚痉。

《千金》曰：太阳中风，重感寒湿则变痉。太阳病，发热无汗为表实，则不当恶寒，今反恶寒者，则太阳中

---

① 暍（yē 椰）：病名。即中暑。

风，重感于寒，为痉病也。以表实感寒，故名刚痉。

王宇泰云：热郁愈甚，则兼燥化而无汗，血气不得宣通，大小筋俱受热害而强直，故曰刚痉也。

太阳病，发热汗出，不恶寒者，名曰柔痉。

太阳病，发热汗出为表虚，则当恶寒，其不恶寒者，为阳明病。今发热汗出而不恶寒者，非阳明证，则是太阳中风，重感于湿，为柔痉也。表虚感湿，故曰柔痉。

王宇泰云：湿胜者，自多汗出。

太阳病，发热，脉沉而细者，名曰痉。

太阳主表，太阳病，发热，为表病，脉当浮大。今脉反沉细，既不愈，则太阳中风，重感于湿而为痉也。《金匮要略》曰：太阳病，其证备，身体强，几几然，脉反沉迟，此为痉，栝蒌桂枝汤主之。

太阳病，发汗太多，因致痉。

太阳病，发汗太多则亡阳。《内经》曰：阳气者，精则养神，柔则养筋。阳微不能养筋，则筋脉紧急而成痉也。

张卿子云：可见亦不必因重感寒湿。

病身热足寒，颈项强急，恶寒，时头热面赤，目脉赤，独头面摇，卒口噤，背反张者，痉病也。

太阳中风，为纯中风也，太阳伤寒，为纯伤寒也，皆不作痉。惟是太阳中风，重感寒湿，乃变为痉也。身热足寒者，寒湿伤下也。时头热面赤，目脉赤，风伤于上也。

头摇者，风主动也。独头摇者，头为诸阳之会，风伤阳也。若纯伤风者，身亦为之动摇，手足为之搐搦，此皆内挟寒湿，故头摇也。口噤者，寒主急也。卒口噤者，不常噤也，有时而缓。若风寒相搏，则口噤而不时开，此皆加之风湿，故卒口噤也。足太阳之脉，起于目内眦，上额，交巅上，其支别者，从巅入络脑，还出别下项，循肩膊内，夹脊，抵腰中，下贯臀以下，至足。风寒客于经中，则筋脉拘急，故颈项强急，而背反张也。

张卿子云：此论痉状。

《活人书》云：病外证，发热恶寒，与伤寒相似。但其脉沉迟弦细，而项背反张，为异耳。

太阳病，关节疼痛而烦，脉沉而细者，此名湿痹之候。其人小便不利，大便反快，但当利其小便。

《金匮要略》曰：雾伤皮腠，湿流关节，疼痛而烦者，湿气内流也。湿同水也，脉沉而细者，水性趣下也。痹，痛也，因其关节烦疼，而名曰湿痹，非脚气之痹也。《内经》曰：湿胜则濡泄。小便不利，大便反快者，湿气内胜也。但当利其小便，以宣泄腹中湿气。古云：治湿之病，不利小便，非其治也。

或云：甘草附子汤、麻黄连翘赤小豆汤。

湿家之为病，一身尽疼，发热，身色如似熏黄。

身黄如橘子色者，阳明瘀热也。此身色如似熏黄，即非阳明瘀热。身黄发热者，栀子柏皮汤主之。为表里有热，则身不疼痛，此一身尽疼，非伤寒客热也，知湿邪在经而使之。脾恶湿，湿伤则脾病而色见，是以身发黄者，为其黄如烟熏，非正黄色也。

徐氏云：此本湿热症，而论不言热，无治法。或治以白术附子汤，甘草附子汤，桂枝加桂等药，恐与湿热病不宜。

张卿子云：湿热，即栀子柏皮汤证也，此白术附子汤症。

湿家，其人但头汗出，背强，欲得被覆向火，若下之早，则哕，胸满，小便不利，舌上如苔者，以丹田有热，胸中有寒，渴欲得水而不能饮，则口燥烦也。

湿家有风湿，有寒湿，此寒湿相搏者也。湿胜则多汗，伤寒则无汗，寒湿相搏，虽有汗而不能周身，故但头汗出也。背，阳也，腹，阴也。太阳之脉，夹脊，抵背。太阳客寒湿，表气不利而背强也。里有邪者，外不恶寒，表有邪者，则恶寒。欲得被覆向火者，寒湿在表而恶寒也。若下之早，则伤动胃气，损其津液，故致哕而胸满，小便不利。下后里虚，上焦阳气因虚而陷于下焦。为丹田有热，表中寒乘而入于胸中。为胸上有寒，使舌上生白苔滑也。脏燥，则欲饮水，以胸上客寒湿，故不能饮，而但口燥烦也。

或云：小陷胸汤，甘草附子汤。小便不利，五苓散。理中去姜加术，选用。

又云：小便利者，桂枝加附子，理中加茯苓，茯苓白术汤，选用。

湿家，下之，额上汗出，微喘，小便利者，死。若下利不止者，亦死。

湿家发汗则愈，《金匮要略》曰：湿家身烦疼，可与麻黄加术四两，发其汗为宜。若妄下则大逆。额上汗出而微喘者，乃阳气上逆也。小便自利，或下利者，阴气下流也，阴阳相离，故云死矣。《内经》曰：阴阳离决[①]，精气乃绝。

问曰：风湿相搏，一身尽疼痛，法当汗出而解。值天阴雨不止，医云此可发汗，汗之不愈者，何也？答曰：发其汗，汗大出者，但风气去，湿气在，是故不愈也。若治风湿者，发其汗，但微微似欲汗出者，风湿俱去也。

值天阴雨不止，明其湿胜也。《内经》曰：阳受风气，阴受湿气。又曰：伤于风者，上先受之，伤于湿者，下先受之。风湿相搏，则风在外，而湿在内。汗大出者，其气暴，暴则外邪出而里邪不能出，故风去而湿在。汗微微而出者，其气缓，缓则内外之邪皆出，故风湿俱去也。

王宇泰云：麻黄白术汤，桂枝附子汤，风湿宜汗，桂枝加白术黄芪防己汤。

张卿子云：风湿相搏，法当汗出而解，正如前条麻黄

---

① 决：原作"缺"，据《素问·生气通天论》改。

加术，使微微蒸发，表里气和，风湿俱去。若成注似以表言风，以里言湿，则不可。

湿家病，身上疼痛，发热面黄而喘，头痛鼻塞而烦，其脉大，自能饮食，腹中和，无病，病在头中寒湿，故鼻塞，内药鼻中则愈。

病有浅深，证有中外，此则湿气浅者也，何以言之？湿家不云关节烦疼，而云身上疼痛，是湿气不流关节，而外客肌表也。不云发热身似熏黄，复云发热面黄而喘，是湿不干于脾而薄于上焦也。阴受湿气则湿邪为深，今头痛鼻塞而烦，是湿客于阳，而不客于阴也。湿家之脉当沉细，为湿气内流。脉大者，阳也，则湿不内流而外在表也。又以自能饮食，胸腹别无满痞，为腹中和，无病，知其湿气微浅，内药鼻中，以宣泄头中寒湿。

王宇泰云：瓜蒂散。

病者一身尽疼，发热，日晡①所剧者，此名风湿。此病伤于汗出当风，或久伤取冷所致也。

一身尽疼者，湿也。发热，日晡所剧者，风也。若汗出当风而得之者，则先客湿而后感风。若久伤取冷得之者，则先伤风而后中湿，可与麻黄杏仁薏苡仁甘草汤。见《金匮要略》中。

黄氏②云：太阳湿家病，与太阳伤寒相似，其不同者，

① 日晡：即申时，午后三至五时。
② 黄氏：指黄仲理。明代医家。撰《伤寒类证》。

湿脉沉而细也。湿脉与痉脉亦有相似者，而证则不同，湿则身疼，痉则身不疼也。

赵氏^①云：头疼、发热、背强、身痛，与伤寒相似。其不同者，脉沉而细，头汗，面黄，能饮食也。夫太阳伤寒，脉必浮盛。今脉沉细，面黄，头汗，其为湿也明矣。湿家能饮食者，为病在经，而不干于里也。大便反快而小便滞者，亦经络涩滞，不能施化所致也。

太阳中热者，暍是也，其人汗出恶寒，身热而渴也。

汗出恶寒，身热而不渴者，中风也。汗出恶寒，身热而渴者，中暍也，白虎加人参汤主之。见《金匮要略》中方。

太阳中暍者，身热疼重，而脉微弱，此亦夏月伤冷水，水行皮中所致也。

经曰：脉虚身热，得之伤暑。身热，脉微弱者，暍也。身体疼重者，水也。夏时暑热，以水灌洗而得之，一物瓜蒂散主之。见《金匮要略》中。

王宇泰云：瓜蒂一物散，或云五苓散。

太阳中暍者，发热恶寒，身重而疼痛，其脉弦细芤迟，小便已，洒洒然毛耸，手足逆冷小有劳，身即热，口开，前板齿燥。若发汗则恶寒甚，加温针则发热甚，数下之则淋甚。

① 赵氏：指赵嗣真。元代医家。撰《活人释疑》。

病有在表有在里者，有表里俱病者，此则表里俱病者也。发热、恶寒、身重、疼痛者，表中暍也。脉弦细芤迟者，中暑脉虚也。小便已，洒洒然毛耸，手足逆冷者，太阳经气不足也。小有劳，身即热者，谓劳动其阳，而暍即发也。口开，前板齿燥者，重有热也。《内经》曰：因于暑汗，烦则喘喝。口开，谓喘喝也。以喘喝不止，故前板齿干燥。若发汗以去表邪，则外虚阳气，故恶寒甚。若以温针助阳，则火热内攻，故发热甚。若下之以除里热，则内虚而膀胱燥，故淋甚。

徐氏云：此条无治法，东垣以清暑益气汤主之，所谓发千古之秘也。

王宇泰云：中暍、中暑、中热，名虽不同，实一病也。若冬伤于寒，至夏而变为热病者，此则过时而发，自内达表之病，俗谓晚发是也。又非暴中暑热新病之可比。或曰新中暑病脉虚，晚发热病脉盛。

张氏①云：清邪中上，浊邪中下。风寒湿者地之气，系浊邪，所以俱中足经。惟暑乃天之气，系清邪，所以中手少阴心经也。其证多与伤寒相似，但证与脉不同耳。伤寒虽恶寒发热，初病未至于烦渴，中暍不然，初病即渴。且伤寒之脉浮盛，中暑之脉虚弱，或弦细芤迟者有之。经曰：脉盛身寒，得之伤寒，脉虚身热，得之伤暑。此之

① 张氏：指张兼善。

谓也。

汪氏云：以证言之，伤寒恶寒，伤热恶热。以脉言之，伤寒脉盛，伤暑脉虚。且暑脉虚细，与湿痉之脉有相似者，而证则不同，暑则自汗而渴，湿则不渴，痉则身不疼也。

辨太阳病脉证并治法上第五

太阳之为病，脉浮，头项强痛而恶寒。

经曰：尺寸俱浮者，太阳受病。太阳受病，太阳主表，为诸阳主气。脉浮，头项强痛而恶寒者，太阳表病也。

太阳病，发热汗出，恶风，脉缓者，名为中风。

风，阳也。寒，阴也。风则伤卫，发热汗出恶风者，卫中风。荣病发热无汗，不恶风而恶寒。卫病则发热汗出，不恶寒而恶风，以卫为阳，卫外者也，病则不能卫固其外，而皮腠疏，故汗出而恶风也。伤寒脉紧，伤风脉缓者，寒性劲急，而风性解①缓故也。

太阳病，或已发热，或未发热，必恶寒，体痛呕逆，脉阴阳俱紧者，名曰伤寒。

经曰：凡伤于寒，则为病热，为寒气客于经中，阳经怫结而成热也。中风即发热者，风为阳也。及伤寒云或已

---

① 解：同"懈"。

发热，或未发热，以寒为阴邪，不能即热，郁而方变热也。风则伤卫，寒则伤荣，卫虚者恶风，荣虚者恶寒，荣伤寒者，必恶寒也。气病者则麻，血病者则痛。风令气缓，寒令气逆，体痛呕逆者，荣中寒也。经曰：脉盛身寒，得之伤寒。脉阴阳俱紧者，知其伤寒也。

伤寒一日，太阳受之，脉若静者，为不传。颇欲吐，若躁烦脉数急者，为传也。

太阳主表，一日则太阳受邪，至二日当传阳明。若脉气微而不传，阳明胃经受邪，则喜吐。寒邪传里者则变热，如颇欲吐，若烦躁脉急数者，为太阳寒邪变热，传于阳明也。

伤寒二三日，阳明少阳证不见者，为不传也。

伤寒二三日，无阳明少阳证，知邪不传，止在太阳经中也。

太阳病，发热而渴，不恶寒者，为温病。

发热而渴不恶寒者，阳明也。此太阳受邪，知为温病，非伤寒也。积温成热，所以发热而渴，不恶寒也。

若发汗已，身灼热者，名曰风温。风温为病，脉阴阳俱浮，自汗出，身重，多眠睡，息必鼾，语言难出。若被下者，小便不利，直视失溲。若被火者，微发黄色，剧则如惊痫，时瘛疭①。若火熏之，一逆尚引日，再逆促命期。

① 瘛疭（chì zòng 赤纵）：痉挛，抽风。

伤寒发汗已，则身凉。若发汗已，身灼热者，非伤寒，为风温也。风伤于上，而阳受风气，风与温相合则伤卫。脉阴阳俱浮，自汗出者，卫受邪也。卫者，气也。风则伤卫，温则伤气。身重，多眠睡者，卫受风温而气昏也。鼻息必鼾，语言难出者，风温外甚，而气拥不利也。若被下者，则伤脏气，太阳膀胱经也。《内经》曰：膀胱不利为癃，不约为遗溺。癃者，小便不利也。太阳之脉，起目内眦。《内经》曰：瞳子高者，太阳不足。戴眼^①者，太阳已绝。小便不利，直视失溲，为下后竭津液，损脏气，风温外胜，经气欲绝也，为难治。若被火者，则火助风温成热，微者热瘀而发黄，剧者热甚生风，如惊痫而时瘈疭也。先曾被火，为一逆，若更以火熏之，是再逆也。一逆尚犹延引时日而不愈，其再逆者，必致危殆，故云促命期。

病有发热恶寒者，发于阳也，无热恶寒者，发于阴也。发于阳者七日愈，发于阴者六日愈，以阳数七，阴数六，故也。

阳为热也，阴为寒也。发热而恶寒，寒伤阳也，无热而恶寒，寒伤阴也。阳法火，阴法水，火成数七，水成数六。阳病七日愈者，火数足也，阴病六日愈者，水数足也。

---

① 戴眼：症状名。指睛不转而上视。乃病情危重见症。

戴元礼云：凡治伤寒，须辨阴阳二候，不可误也。阳经有三，太阳、阳明、少阳是也；阴经亦有三，太阴、少阴、厥阴是也。经之阴阳，以脏腑言，腑为阳，膀胱、胃、胆是也，脏为阴，脾、肾、肝是也。病之阴阳，乃是外邪之阴阳，阴气、阳气是也。

太阳病，头痛至七日以上，自愈者，以行其经尽故也。若欲作再经者，针足阳明，使经不传，则愈。

伤寒自一日至六日，传三阳三阴经尽，至七日当愈。经曰：七日太阳病衰，头痛少愈。若七日不愈，则太阳之邪，再传阳明。针足阳明，为迎而夺之，使经不传则愈。

太阳病，欲解时，从巳至未上。

巳为正阳，则阳气得以复也，始于太阳，终于厥阴。六经各以三时为解，而太阳从巳至未，阳明从申至戌，少阳从寅至辰，至于太阴从亥至丑，少阴从子至寅，厥阴从丑至卯者，以阳行也速，阴行也缓。阳主于昼，阴主于夜。阳三经解时，从寅至戌，以阳道常饶也。阴三经解时，从亥至卯，以阴道常乏也。《内经》曰：阳中之太阳，通于夏气，则巳午未，太阳乘王也。

风家表解而不了了①者，十二日愈。

中风家，发汗解后未全快畅者，十二日，大邪皆去，六经悉和，则愈。

---

① 了了：瞭然，视物清晰，精神清爽。

病人身大热，反欲得近衣者，热在皮肤，寒在骨髓也。身大寒，反不欲近衣者，寒在皮肤，热在骨髓也。

皮肤言浅，骨髓言深；皮肤言外，骨髓言内。身热欲得衣者，表热里寒也，身寒不欲衣者，表寒里热也。

《活人》云：热在皮肤，寒在骨髓。仲景无治法，宜先与阴旦汤，寒已，次以小柴胡加桂，以温其表。寒在皮肤，热在骨髓，仲景亦无治法，宜先与白虎加人参汤，热除，次以桂枝麻黄各半汤，以解其外。大抵病有标本，治有先后。表热里寒者，脉须沉迟，手或微厥，下利清谷也。所以阴证亦有发热者，四逆汤、通脉四逆汤主之。表寒里热者，脉必滑而厥，口燥舌干也。所以少阴恶寒而蜷，时时自烦，不欲厚衣，用大柴胡汤下之而愈。此皆仲景之余议也。

太阳中风，阳浮而阴弱。阳浮者，热自发，阴弱者，汗自出。啬啬恶寒，淅淅恶风，翕翕发热，鼻鸣干呕者，桂枝汤主之。

阳以候卫，阴以候荣。阳脉浮者，卫中风也，阴脉弱者，荣气弱也。风并于卫，则卫实而荣虚，故发热汗自出也。经曰：太阳病，发热汗出者，此为荣弱卫强者是也。啬啬者，不足也，恶寒之貌也。淅淅者，洒淅也，恶风之貌也。卫虚则恶风，荣虚则恶寒。荣弱卫强，恶寒复恶风者，以自汗出，则皮肤缓，腠理疏，是亦恶风也。翕翕者，熇熇①然而热也。若合羽所覆，言热在表也。鼻鸣干呕者，风拥而气逆也，与桂枝汤，和荣卫而散风邪也。

桂枝汤方第一

桂枝三两，去皮，味辛热　芍药三两，味苦酸微寒　甘草二两，炙，味甘平　生姜三两，切，味辛温　大枣十二枚，擘，味甘温

上五味，㕮咀②，以水七升，微火煮取三升，去滓，适寒温，服一升，服已须臾，啜热稀粥一升余，以助药力。温覆令一时许，通身漐漐③微似有汗者益佳，不可令如水流漓，病必不除。若一服汗出病瘥，停后服，不必尽剂。若不汗，更服依前法，又不汗，后服当小促其间，半日许令三服尽。若病重者，一日一夜服，周时观之。服一剂尽，病证犹在者，更作服。若汗不出者，乃服至二三剂。禁生冷、粘滑、肉面、五辛、酒酪、臭恶等物。

《内经》曰：辛甘发散为阳。桂枝汤，辛甘之剂也，所以发散风邪。《内经》曰：风淫所胜，平以辛，佐以苦甘，以甘缓之，以酸收之。是以桂枝为主，芍药甘草为佐也。《内经》曰：风淫于内，以甘缓之，以辛散之。是以生姜大枣为使也。

---

① 熇（hè 赫）熇：热度很高的样子。
② 㕮咀（fǔ jǔ 斧举）：药物加工方法。古代指用嘴将药物咬碎，后指切、锉、捣等方法。
③ 漐漐（zhí zhí 值值）：遍身和润潮湿，微似汗出。

成无己云：桂枝用姜枣，不特①专于发散，以脾主为胃行其津液，姜枣之用，专行脾之津液而和荣卫者也。麻黄汤不用姜枣者，谓专于发汗，不待行化而津液得通矣。

李东垣云：桂枝汤，是阴经荣药也，闭卫气使阴气不泄，此药为卫虚也。

又云：仲景治表虚制此汤，桂枝味辛热发散，助阳体轻，本乎天者亲上，故桂枝为君，芍药甘草为佐。如阳脉涩，阴脉弦，法当腹中急痛，乃制小建中汤，以芍药为君，桂枝甘草佐之。一则治其表虚，一则治其里虚，故各有主用也。后学当触类而长之。

王三阳云：太阳病，汗出服桂枝，只使之似有汗者，邪已去矣。似字当细玩，不可认作发汗，与麻黄汤混看。

太阳病，头痛发热，汗出恶风者，桂枝汤主之。

头痛者，太阳也，发热汗出恶风者，中风也，与桂枝汤，解散风邪。

太阳病，项背强几几，反汗出恶风者，桂枝加葛根汤主之。

几几者，伸颈之貌也，动则伸颈摇身而行。项背强者，动则如之。项背几几者，当无汗，反汗出恶风者，中风表虚也，与桂枝汤以和表，加麻黄葛根以祛风，且麻黄主表实。后葛根汤证云：太阳病，项背强几几，无汗恶风，葛

---

① 特：只。

根汤主之。药味正与此方同。其无汗者，当用麻黄，今自汗出，恐不加麻黄，但加葛根也。

桂枝加葛根汤方第二

葛根四两　芍药二两　甘草二两　生姜三两，切　大枣十二枚，擘　桂枝三两，去皮　麻黄三两，去节

上七味，以水一斗，先煮麻黄葛根，减二升，去上沫，内诸药，煮取三升，去滓，温服一升，覆取微似汗，不须啜粥，余如桂枝法。

太阳病下之后，其气上冲者，可与桂枝汤，方用前法，若不上冲者，不可与之。

太阳病属表，而反下之，则虚其里，邪欲乘虚传里。若气上冲者，里不受邪，而气逆上，与邪争也，则邪仍在表，故当复与桂枝汤解外。其气不上冲者，里虚不能与邪争，邪气已传里也，故不可更与桂枝汤攻表。

太阳病三日，已发汗，若吐，若下，若温针，仍不解者，此为坏病，桂枝不中与也。观其脉证，知犯何逆，随证治之。

太阳病，三日中，曾经发汗、吐下、温针，虚其正气，病仍不解者，谓之坏病，言为医所坏病也，不可复与桂枝汤。审观脉证，知犯何逆而治之。逆者，随所逆而救之。

桂枝本为解肌，若其人脉浮紧，发热汗不出者，不可与也。常须识此，勿令误也。

脉浮，发热汗出恶风者，中风也，可与桂枝汤解肌。脉浮紧，发热不汗出者，伤寒也，可与麻黄汤。常须识此，勿妄治也。

若酒客病，不可与桂枝汤，得汤则呕，以酒客不喜甘故也。

酒客内热，喜辛而恶甘，桂枝汤甘，酒客得之，则中满而呕。

喘家作，桂枝汤加厚朴、杏子佳。

太阳病，为诸阳主气，风甚气壅，则生喘也，与桂枝汤以散风，加厚朴杏仁以降气。

桂枝加厚朴杏子汤方第三

于桂枝汤方内，加厚朴二两，杏仁五十个，去皮尖，余依前法。

凡服桂枝汤吐者，其后必吐脓血也。

内热者，服桂枝汤则吐，如酒客之类也。既亡津液，又为热所搏，其后必吐脓血。吐脓血，谓之肺痿。《金匮要略》曰：热在上焦为肺痿。谓或从汗，或从呕吐，重亡津液，故得之。

太阳病发汗，遂漏不止，其人恶风，小便难，四肢微急，难以屈伸者，桂枝加附子汤主之。

太阳病，因发汗，遂汗漏不止而恶风者，为阳气不足，因发汗，阳气益虚，而皮腠不固也。《内经》曰：膀胱者，州都之官，津液藏焉，气化则出。小便难者，汗出，亡津液，阳气虚弱，不能施化。四肢者，诸阳之本也，四肢微急，难以屈伸者，亡阳而脱液也。《针经》曰：液脱者，骨属屈伸不利，与桂枝加附子汤，以温经复阳。

桂枝加附子汤方第四

于桂枝汤方内，加附子一枚，炮去皮，破八片，余依前法。

术附汤方第五

于此方内，去桂枝，加白术四两，依前法。

太阳病下之后，脉促，胸满者，桂枝去芍药汤主之。若微恶寒者去芍药，方中加附子汤主之。

脉来数，时一止复来者，名曰促。促为阳盛，则不因下后而脉促者也。此下后脉促，不得为阳盛也。太阳病下之，其脉促不结胸者，此为欲解。此下后脉促，而复胸满，则不得为欲解，由下后阳虚，表邪渐入而客于胸中也，与桂枝汤以散客邪，通行阳气。芍药益阴，阳虚者非所宜，故去之。阳气已虚，若更加之微恶寒，则必当温剂以散之，故加附子。

桂枝去芍药汤方第六

于桂枝汤方内，去芍药，余依前法。

桂枝去芍药加附子汤方第七

于桂枝汤方内，去芍药，加附子一枚，炮去皮，破八片，余依前法。

太阳病，得之八九日，如疟状，发热恶寒，热多寒少，其人不呕，清便欲自可。一日二三度发，脉微缓者，为欲愈也。脉微而恶寒者，此阴阳俱虚，不可更发汗、更下、更吐也。面色反有热色者，未欲解也。以其不能得小汗出，身必痒，宜桂枝麻黄各半汤。

伤寒八九日，则邪传再经，又遍三阳，欲传三阴之时也。传经次第，则三日传遍三阳。至四日，阳去入阴，不入阴者，为欲解。其传阴经，第六日，传遍三阴，为传经尽而当解。其不解，传为再经者，至九日，又遍三阳，阳不传阴则解，如疟发作有时也。寒多者为病进，热多者为病退。经曰：厥少热多，其病为愈。寒多热少，阳气退，故为进也。今虽发热恶寒，而热多寒少，为阳气进而邪气少也。里不和者，呕而利。今不呕，清便自调者，里和也。寒热间日发者，邪气深也。日一发者，邪气复常也。日再发者，邪气浅也。日二三发者，邪气微也。《内经》曰：大则邪至，小则平。言邪甚则脉大，邪少则脉微。今日数多而脉微缓者，是邪气微缓也，故云欲愈。脉微而恶寒者，表里俱虚也。阳，表也。阴，里也。脉微为里虚，恶寒为表虚，以表里俱虚，故不可更发汗，更下，更吐也。阴阳俱虚，则面色青白，反有热色者，表未解也。热色，为赤色也，得小汗则和，不得汗，则不和①，邪气外

① 和：原作"得"，据仲景全书本改。

散皮肤而为痒也。与桂枝麻黄各半汤，小发其汗，以除表邪。

桂枝麻黄各半汤方第八

桂枝一两十六铢，去皮　芍药　生姜切　甘草炙　麻黄各一两，去节　大枣四枚，擘　杏仁二十四个，汤浸，去皮尖及两仁者

上七味，以水五升，先煮麻黄一二沸，去上沫，内诸药，煮取一升八合，去滓，温服六合。

王宇泰云：首一节至寒少，为自初至今之证。下文皆拟病防变之辞，当分作三截看。至欲愈也，是不须治；至吐也，是宜温之；至末，是小汗之。麻黄发，桂枝止，一发一止，则汗不得大出矣。

太阳病，初服桂枝汤，反烦不解者，先刺风池风府，却与桂枝汤则愈。

烦者，热也。服桂枝汤后，当汗出而身凉和，若反烦不解者，风甚而未能散也。先刺风池风府，以通太阳之经，而泄风气，却与桂枝汤解散则愈。

服桂枝汤，大汗出，脉洪大者，与桂枝汤如前法。若形如疟，日再发者，汗出必解，宜桂枝二麻黄一汤。

经曰：如服一剂，病证犹在者，故当复作本汤服之。服桂枝汤汗出后，脉洪大者，病犹在也。若形如疟，日再发者，邪气客于荣卫之间也，与桂枝二麻黄一汤，解散荣卫之邪。

桂枝二麻黄一汤方第九

桂枝一两十七铢，去皮　芍药一两六铢　麻黄十六铢，去节
生姜一两六铢，切　杏仁十六个，去皮尖　甘草一两二铢，炙
大枣五枚，擘

上七味，以水五升，先煮麻黄一二沸，去上沫，内诸
药，煮取二升，去滓，温服一升，日再服①。

服桂枝汤，大汗出后，大烦渴不解，脉洪大者，白虎
加人参汤主之。

大汗出，脉洪大而不渴，邪气犹在表也，可更与桂枝
汤。若大汗出，脉洪大而烦渴不解者，表里有热，不可更
与桂枝汤，可与白虎加人参汤，生津止渴，和表散热。

白虎加人参汤方第十

于白虎汤方内，加人参三两，余依白虎汤法。

王三阳云：前条脉洪大者，不渴，此条洪大者，烦渴
不解，故二汤不同。

太阳病，发热恶寒，热多寒少，脉微弱者，此无阳
也，不可更汗，宜桂枝二越婢一汤方。

桂枝二越婢一汤方第十一

桂枝去皮　芍药　甘草各十八铢　生姜一两三钱，切　大
枣四枚，擘　麻黄十八铢，去节　石膏二十四铢，碎，绵裹

---

① 服：原脱，据仲景全书本补。

上七味，㕮咀，以五升水，煮麻黄一二沸，去上沫，内诸药，煮取二升，去滓，温服一升。本方当裁为越婢汤、桂枝汤合饮一升，今合为一方，桂枝二越婢一。

胃为十二经之主，脾治水谷，为卑脏，若婢。《内经》曰：脾主为胃行其津液。是汤所以谓之越婢[①]者，以发越脾气通行津液，外台方一名越脾汤，即此义也。

唐不岩云：桂枝、麻黄、越脾或一或二，此即大小奇耦之义。以各半汤详之，曰一者，当是一之一，无所用去其半也。曰二者，当是二之一，乃所谓各半之半也。及考分两，《本论》与《活人书》，参差不一。然以小发其汗为各半汤，谓桂枝止，麻黄发，今在止发之间，故裁为各半。则汗出必解者，自应麻黄多桂枝少。不可更汗者，自应桂枝少石膏多也。

又云：桂枝麻黄各半汤，即桂枝证药也。桂枝二麻黄一汤，即麻黄证药也。桂枝二越婢一汤，即大青龙证药也。总是一太阳病，病与时日，有浅与深，脉与形证，有应与否，权衡剂量，不失铢黍，于此见古人立方之妙。

张卿子云：无阳二字宜审，谓脾气不发越耳。又云：寒少，故桂枝少。热多，故石膏多。

服桂枝汤，或下之，仍头项强痛，翕翕发热，无汗，心下满微痛，小便不利者，桂枝汤去桂加茯苓白术汤

---

① 婢：原为"脾"，据本书《辨太阳病脉证并治法上》篇改。

主之。

头项强痛，翕翕发热，虽经汗下，为邪气仍在表也。心下满，微痛，小便利者，则欲成结胸。今外证未罢，无汗，小便不利，则心下满，微痛，为停饮也。与桂枝汤以解外，加茯苓、白术，利小便，行留饮。

桂枝去桂加茯苓白术汤方第十二

于桂枝汤方内去桂枝，加茯苓白术各三两，余依前法煎服，小便利则愈。

王宇泰云：或问头项强痛，此邪气仍在表也，虽经汗下而未解，何故去桂加茯苓白术？是无意于表也。曰此非桂枝证，乃属饮家也。夫头项强痛，既经汗下而不解，心下满而微痛，小便不利，此为水饮内蓄，邪不在表，故去桂枝加茯苓白术。若得小便利，水饮行，腹满减而热自除，则头项强痛悉愈矣。且如十枣汤证，头亦痛，乃邪热内蓄而有伏饮，故头痛。其饮水头痛，不须攻表，但宜逐饮，饮尽则病安矣。

张卿子云：逐饮何不用橘皮半夏，可见此停饮，以胃虚，故无汗耳，与五苓散近似。

伤寒脉浮，自汗出，小便数，心烦，微恶寒，脚挛急，反与桂枝汤，欲攻其表，此误也。得之便厥，咽中干，烦躁吐逆者，作甘草干姜汤与之，以复其阳。若厥愈足温者，更作芍药甘草汤与之，其脚即伸。若胃气不和，谵语者，少与调胃承气汤。若重发汗，复加烧针者，四逆

汤主之。

脉浮，自汗出，小便数而恶寒者，阳气不足也。心烦，脚挛急者，阴气不足也。阴阳血气俱虚，则不可发汗。若与桂枝汤攻表，则又损阳气，故为误也。得之便厥，咽中干，烦躁吐逆者，先作甘草干姜汤复其阳气，得厥愈。足温，乃与芍药甘草汤，益其阴血，则脚胫得伸。阴阳虽复，其有胃燥谵语，少与调胃承气汤，微溏以和其胃。重发汗为亡阳，加烧针则损阴。《内经》曰：荣气微者，加烧针则血不流行，重发汗，复烧针，是阴阳之气大虚，四逆汤以复阴阳之气。

甘草干姜汤方第十三

甘草四两，炙，味甘平　干姜二两，炮，味辛热

上㕮咀，以水三升，煮取一升五合，去滓，分温再服。

《内经》曰：辛甘发散为阳，甘草干姜相合，以复阳气。

芍药甘草汤方第十四

白芍药四两，味酸，微寒　甘草四两，炙，甘平

上二味，㕮咀，以水三升，煮取一升半，去滓，分温再服之。

芍药白补而赤泻，白收而赤散也。酸以收之，甘以缓之，酸甘相合，用补阴血。

调胃承气汤方第十五

大黄四两，去皮，清酒浸　甘草二两，炙，味甘平　芒硝半

斤，味咸苦，大寒

上三味，㕮咀，以水三升，煮取一升，去滓，内芒硝，更上火，微煮令沸，少少温服。

《内经》曰：热淫于内，治以咸寒，佐以苦甘。芒硝咸寒以除热，大黄苦寒以荡实，甘草甘平，助二物推陈而缓中。

四逆汤方第十六

甘草二两，炙，味甘平　干姜一两半，味辛热　附子一枚，生用去皮，破八片，辛大热

上三味，㕮咀，以水三升，煮取一升二合，去滓，分温再服。强人可大附子一枚，干姜三两。

《内经》曰：寒淫于内，治以甘热。又曰：寒淫所胜，平以辛热，甘草姜附相合，为甘辛大热之剂，乃可发散阴阳之气。

问曰：证象阳旦，按法治之而增剧，厥逆，咽中干，两胫拘急而谵语。师曰：言夜半手足当温，两脚当伸。后如师言，何以知此？答曰：寸口脉浮而大，浮则为风，大则为虚，风则生微热，虚则两胫挛。病证象桂枝，因加附子参其间，增桂令汗出，附子温经，亡阳故也。厥逆，咽中干，烦躁，阳明内结，谵语烦乱，更饮甘草干姜汤。夜半阳气还，两足当热，胫尚微拘急，重与芍药甘草汤，尔乃胫伸，以承气汤微溏，则止其谵语，故知病可愈。

阳旦，桂枝汤别名也。前证脉浮，自汗出，小便数，

心烦，微恶寒，脚挛急，与桂枝汤证相似，是证象阳旦也。与桂枝汤而增剧，得寸口脉浮大，浮为风邪，大为血虚，即于桂枝汤加附子温经以补虚，增桂令汗出以祛风。其有治之之逆而增厥者，与甘草干姜汤。阳复而足温，更与芍药甘草汤。阴和而胫伸，表邪已解，阴阳已复，而有阳明内结，谵语烦乱，少与调胃承气汤，微溏泄以和其胃，则阴阳之气皆和，内外之邪悉去，故知病可愈。

张卿子云：此二条见伤寒随症用药，如转圜法也。表里寒热，意尽于此。则昔贤所云：用药宜寒者为传邪，宜温者为直中。未为确论。

卷 三

辨太阳病脉证并治第六

太阳病，项背强几几，无汗恶风，葛根汤主之。

太阳病，项背强几几，汗出恶风者，中风表虚也。项背强几几，无汗恶风者，中风表实也。表虚宜解肌，表实宜发汗，是以葛根汤发之也。

葛根汤方第十七

葛根四两　麻黄三两，去节　桂枝二两，去皮　芍药二两，切　甘草二两，炙　生姜三两，切　大枣十二枚，擘

上七味，㕮咀，以水一斗，先煮麻黄葛根减二升，去沫，内诸药，煮取三升，去滓，温服一升，覆取微似汗，不须啜粥，余如桂枝法将息及禁忌。

《本草》云：轻可去实。麻黄葛根之属是也。此以中风表实，故加二物于桂枝汤中也。

张卿子云：按前桂枝葛根汤，则此葛根汤上似失麻黄二字，盖二葛根，即桂枝麻黄变例也，故二证项背强几几、恶风，一也。

太阳与阳明合病者，必自下利，葛根汤主之。

伤寒有合病，有并病。本太阳病不解，并于阳明者，谓之并病。二经俱受邪，相合病者，谓之合病。合病者，

邪气甚也。太阳阳明合病者，与太阳少阳合病、阳明少阳合病，皆言必自下利者，以邪气并于阴，则阴实而阳虚，邪气并于阳，则阳实而阴虚。寒邪气甚客于二阳，二阳方外实而不主里，则里气虚，故必下利，与葛根汤以散经中甚邪。

太阳与阳明合病，不下利，但呕者，葛根加半夏汤主之。

邪气外甚，阳不主里，里气不和，气下而不上者，但下利而不呕，里气上逆而不下者，但呕而不下利，与葛根汤以散其邪，加半夏以下逆气。

葛根加半夏汤方第十八

葛根四两　麻黄三两，去节，汤泡去黄汁，焙干称　生姜三两，切　甘草二两，炙　芍药二两　桂枝二两，去皮　大枣十二枚，擘　半夏半斤，洗

上八味，以水一斗，先煮葛根麻黄，减二升，去白沫，内诸药，煮取三升，去滓，温服一升，覆取微似汗。

太阳病，桂枝证，医反下之，利遂不止，脉促者，表未解也。喘而汗出者，葛根黄连黄芩汤主之。

经曰：不宜下而便攻之，内虚热入，协热遂利。桂枝证者邪在表也，而反下之，虚其肠胃，为热所乘，遂利不止。邪在表则见阳脉，邪在里则见阴脉。下利脉微迟，邪在里也。促为阳盛，虽下利，而脉促者，知表未解也。病有汗出而喘者，为自汗出而喘也，即邪气外甚所致。喘而

汗出者，为因喘而汗出也，即里热气逆所致，与葛根黄芩黄连汤散表邪，除里热。

葛根黄芩黄连汤方第十九

葛根半斤　甘草二两，炙，味甘平　黄芩二两，味苦寒　黄连三两，味苦寒

上四味，以水八升，先煮葛根，减二升，入诸药，煮取二升，去滓，分温再服。

《内经》曰：甘发散为阳。表未解者，散以葛根、甘草之甘。苦以坚，里气弱者，坚以黄连、黄芩之苦。

太阳病，头痛发热，身疼，腰痛，骨节疼痛，恶风，无汗而喘者，麻黄汤主之。

此太阳伤寒也。寒则伤荣，头痛，身疼，腰痛以至牵连骨节疼痛者，太阳经荣血不利也。《内经》曰：风寒客于人，使人毫毛毕直。皮肤闭而为热者，寒在表也。风并于卫，卫实而荣虚者，自汗出而恶风寒也。寒并于荣，荣实而卫虚者，无汗而恶风也。以荣强卫弱，故气逆而喘，与麻黄汤以发其汗。

麻黄汤方第二十

麻黄三两，去节，味甘温　桂枝二两，去皮，味辛热　甘草一两，炙，味甘平　杏仁七十个，汤炮，去皮尖，味辛温

上四味，以水九升，先煮麻黄减二升，去上沫，内诸药，煮取二升半，去滓，温服八合，覆取微似汗，不须啜

粥，余如桂枝法将息。

《内经》曰：寒淫于内，治以甘热，佐以苦辛。麻黄、甘草开肌发汗，桂枝、杏仁散寒下气。

太阳与阳明合病，喘而胸满者，不可下，宜麻黄汤主之。

阳受气于胸中，喘而胸满者，阳气不宣发，壅而逆也。心下满、腹满皆为实，当下之。此以为胸满非里实，故不可下。虽有阳明，然与太阳合病为属表，是与麻黄汤发汗。

太阳病，十日以去，脉浮细而嗜卧者，外已解也。设胸满胁痛者，与小柴胡汤。脉但浮者，与麻黄汤。

十日以去，向解之时也，脉浮细而嗜卧者，表邪已罢也。病虽已和解之，若脉但浮而不细者，则邪气但在表也，与麻黄汤发散之。

太阳中风，脉浮紧，发热恶寒，身疼痛，不汗出而烦躁者，大青龙汤主之。若脉微弱，汗出恶风者，不可服，服之则厥逆，筋惕肉𥆧①，此为逆也。

此中风见寒脉也。浮则为风，风则伤卫，紧则为寒，寒则伤荣。荣卫俱病，故发热恶寒，身疼痛也。风并于卫者，为荣弱卫强，寒并于荣者，为荣强卫弱。今风寒两伤，则荣卫俱实，故不汗出而烦躁也，与大青龙汤发汗，

---

① 筋惕肉𥆧（shùn 顺）：症状名。指筋肉惊惕跳动。

以除荣卫风寒。若脉微弱，汗出恶风者，为荣卫俱虚，反服青龙汤，则必亡阳，或生厥逆，筋惕肉瞤，此治之逆也。

大青龙汤方第二十一

麻黄六两，去节，味甘温　桂枝二两，去皮，味辛热　甘草二两，炙，味甘平　杏仁四十个，去皮尖，味苦甘温　生姜三两，切，味辛温　大枣十二枚，擘，味甘温　石膏如鸡子大，碎，味甘微寒

上七味，以水九升，先煮麻黄，减二升，去上沫，内诸药，煮取三升，去滓，温服一升，取微似汗。汗出多者，温粉扑之。一服汗者，停后服。汗多亡阳，遂虚，恶风，烦躁，不得眠也。

辛甘均为发散，然风宜辛散，寒宜甘发，辛甘相合，乃能发散荣卫之风寒。麻黄、甘草、石膏、杏仁以发散荣中之寒，桂枝、姜枣以解除卫中之风。

王文禄云：大青龙，麻黄汤之变，小青龙，桂枝汤之变。

伤寒，脉浮缓，身不疼但重，乍有轻时，无少阴证者，大青龙汤发之。

此伤寒见风脉也。伤寒者身疼，此以风胜，故身不疼。中风者身重，此以兼风，故乍有轻时。不发厥吐利，无少阴里证者，为风寒外甚也，与大青龙汤以发散表中风寒。

许氏①云：仲景治伤寒，一则桂枝，二则麻黄，三则青龙，三方鼎立，若证候与脉相对，无不应手而愈。

王文禄云：大青龙，治风寒外壅而闭热于经者，故加石膏于发汗药中，尤为峻剂。

伤寒表不解，心下有水气，干呕发热而咳，或渴，或利，或噎，或小便不利，少腹满，或喘者，小青龙汤主之。

伤寒表不解，心下有水饮，则水寒相搏，肺寒气逆，故干呕发热而咳。《针经》曰：形寒饮冷则伤肺。以其两寒相感，中外皆伤，故气逆而上行，此之谓也，与小青龙汤发汗散水。水气内渍则所传不一，故有或为之证，随证增损以解化之。

小青龙汤方第二十二

麻黄三两，去节，味甘温　芍药三两，味酸微寒　五味子半升，味酸温　干姜三两，味辛热　甘草三两，炙，味甘平　桂枝三两，去皮，味辛热　半夏半升，汤洗，味辛微温　细辛三两，味辛温

上八味，以水一斗，先煮麻黄，减二升，去上沫，内诸药，煮取三升，去滓，温服一升。

寒邪在表，非甘辛不能散之，麻黄、桂枝、甘草之辛甘，以发散表邪。水停心下而不行则肾气燥。《内经》曰：

---

① 许氏：指许叔微。

肾苦燥，急食辛以润之。干姜、细辛、半夏之辛，以行水气而润肾。咳逆而喘，则肺气逆。《内经》曰：肺欲收，急食酸以收之。芍药、五味子之酸，以收逆气而安肺。

加减法

若微利者，去麻黄加莞花如鸡子大，熬令赤色。

下利者不可攻其表，汗出必胀满，麻黄发其阳；水渍入胃，必作利，莞花下十二水，水去利则止。

若渴者，去半夏，加栝蒌根三两。

辛燥而苦润，半夏辛而燥津液，非渴者所宜，故去之。栝蒌味苦而生津液，故加之。

若噎者，去麻黄，加附子一枚，炮。

经曰：水得寒气，冷必相搏，其人即𩒦。加附子温散水寒。病人有寒，复发汗，胃中冷，必吐蛔，去麻黄恶发汗。

若小便不利，少腹满，去麻黄加茯苓四两。

水蓄下焦不行，为小便不利，少腹满，麻黄发津液于外，非所宜也，茯苓泄蓄水于下，加所当也。

若喘者，去麻黄，加杏仁半升，去皮尖。

《金匮要略》曰：其人形肿，故不内麻黄内杏子，以麻黄发其阳故也。喘呼形肿，水气标本之疾。

张卿子云：与柴胡汤症相似。此治表也，故近温，彼半表半里，故近清。

伤寒心下有水气，咳而微喘，发热不渴，服汤已渴

者，此寒去欲解也，小青龙汤主之。

咳而微喘者，水寒射肺也，发热不渴者，表证未罢也，与小青龙汤发表散水。服汤已，渴者，里气温，水气散，为欲解也。

太阳病，外证未解，脉浮弱者，当以汗解，宜桂枝汤。

脉浮弱者，荣弱卫强也。

太阳病，下之微喘者，表未解故也，桂枝加厚朴杏仁汤主之。

下后大喘，则为里气大虚，邪气传里，正气将脱也。下后微喘，则为里气上逆，邪不能传里犹在表也，与桂枝汤以解外，加厚朴杏仁以下逆气。

太阳病，外证未解者，不可下也，下之为逆，欲解外者，宜桂枝汤主之。

经曰：本发汗而复下之，为逆也。若先发汗，治不为逆。

太阳病，先发汗，不解，而复下之，脉浮者不愈，浮为在外，而反下之，故令不愈。今脉浮，故知在外，当须解外则愈，宜桂枝汤主之。

经曰：柴胡汤证具而以他药下之，柴胡汤证仍在者，复与柴胡汤。此虽已下之，不为逆，则其类矣。

太阳病，脉浮紧无汗，发热，身疼痛，八九日不解，表证仍在，此当发其汗。服药已，微除，其人发烦，目瞑，剧者必衄，衄乃解。所以然者，阳气重故也，麻黄汤主之。

脉浮紧，无汗，发热，身疼痛，太阳伤寒也。虽至八九日而表证仍在，亦当发其汗。既服温暖发散汤药，虽未作大汗，亦微除也。烦者，身热也。邪气不为汗解，郁而变热，蒸于经络，发于肌表，故生热烦。肝受血而能视，始者气伤荣，寒既变热，则血为热搏，肝气不治，故目瞑也。剧者热甚于经，迫血妄行而为衄，得衄则热随血散而解。阳气重者，热气重也，与麻黄汤，以解前太阳伤寒之邪也。

王文禄云：此与下二条同看。上条阳气重，即下所谓不得越也，下条不彻，即上所谓微除也。麻黄泻实，故主之。

太阳病，脉浮紧，发热，身无汗，自衄者愈。

风寒在经，不得汗解，郁而变热，衄则热随血散，故云自衄者愈。

二阳并病，太阳初得病时，发其汗，汗先出不彻，因转属阳明，续自微汗出，不恶寒。若太阳病证不罢者，不可下，下之为逆，如此可小发汗。设面色缘缘正赤①者，阳气怫郁在表，当解之熏之。若发汗不彻，不足言，阳气怫郁不得越，当汗不汗，其人躁烦，不知痛处，乍在腹

---

① 面色缘缘正赤：形容满脸通红。太阳病未解，并传阳明时出现的病色。

中，乍在四肢，按之不可得。其人短气，但坐，以汗出不彻故也，更发汗则愈。何以知汗出不彻，以脉涩故知也。

太阳病未解，传并入阳明，而太阳证未罢者，名曰并病。续自微汗出，不恶寒者，为太阳证罢，阳明证具也，法当下之。若太阳证未罢者，为表未解，则不可下，当小发其汗，先解表也。阳明之经循面，色缘缘正赤者，阳气怫郁在表也。当解之、熏之以取其汗。若发汗不彻者，不足言阳气怫郁，止是当汗不汗，阳气不得越散，邪无从出，壅甚于经，故躁烦也。邪循经行，则痛无常处，或在腹中，或在四肢，按之不可得，而短气，但责以汗出不彻，更发汗则愈。《内经》曰：诸过者切之。涩者，阳气有余，为身热无汗，是以脉涩，知阳气壅郁，而汗出不彻。

脉浮数者，法当汗出而愈。若下之，身重心悸者，不可发汗，当自汗出乃解。所以然者，尺中脉微，此里虚，须表里实，津液自和，便自汗出愈。

经曰：诸脉浮数，当发热而洒淅恶寒，言邪气在表也，是当汗出愈。若下之，身重心悸者，损其津液，虚其胃气。若身重心悸，而尺脉实者，则下后里虚，邪气乘虚传里也。今尺脉微，身重心悸者，知下后里虚，津液不足，邪气不传里，但在表也。然以津液不足，则不可发汗，须里气实，津液足，便自汗出而愈。

脉浮紧者，法当身疼痛，宜以汗解之。假令尺中迟

者，不可发汗。何以知之？然以荣气不足，血少故也。

《针经》曰：夺血者无汗。尺脉迟者，为荣血不足，故不可发汗。

脉浮者，病在表，可发汗，宜麻黄汤。

浮为轻手得之，以候皮肤之气。《内经》曰：其在皮者，汗而发之。

脉浮而数者，可发汗，宜麻黄汤。

浮则伤卫，数则伤荣，荣卫受邪，为病在表，故当汗散。

病常自汗出者，此为荣气和。荣气和者，外不谐，以卫气不共荣气和谐故尔。以荣行脉中，卫行脉外，复发其汗，荣卫和则愈，宜桂枝汤。

风则伤卫，寒则伤荣。卫受风邪而荣不病者，为荣气和也。卫既客邪，则不能与荣气和谐，亦不能卫护皮腠，是以常自汗出，与桂枝汤，解散风邪，调和荣卫则愈。

病人脏无他病，时发热，自汗出，而不愈者，此卫气不和也。先其时发汗则愈，宜桂枝汤主之。

脏无他病，里和也。卫气不和，表病也。《外台》云：里和表病，汗之则愈。所谓先其时者，先其发热汗出之时发汗则愈。

伤寒脉浮紧，不发汗，因致衄者，麻黄汤主之。

伤寒脉浮紧，邪在表也，当与麻黄汤发汗。若不发汗，则邪无从出，壅甚于经，迫血妄行，因致衄也。

王三阳云：夺血者亡汗，既致衄，不可轻用麻黄汤，须审之又审，点滴不成流者可也。

伤寒，不大便六七日，头痛有热者，与承气汤。其小便清者，知不在里仍在表也，当须发汗。若头痛者，必衄，宜桂枝汤。

不大便六七日，头痛有热者，故宜当下。若小便清者，知里无热，则不可下。经曰：小便数者，大便必硬，不更衣十日无所苦也。况此不大便六七日，小便清者，不可责邪在里，是仍在表也，与桂枝汤以解外。若头疼不已，为表不罢，郁甚于经，迫血妄行，上为衄也。

王三阳云：头痛有热，便当解表。纵六七日不便，止当与大柴胡汤，承气汤不当与也。疑有"痓"字。虽十日不更衣，何惧之有。

伤寒发汗已解，半日许复烦，脉浮数者，可更发汗，宜桂枝汤主之。

烦者，热也，发汗身凉为已解。至半日许，身复热，脉浮数者，邪不尽也，可更发汗，与桂枝汤。

凡病，若发汗，若吐，若下，若亡津液，阴阳自和者，必自愈。

重亡津液，则不能作汗，必待阴阳自和，乃自愈矣。

大下之后，复发汗，小便不利者，亡津液故也。勿治之，得小便利，必自愈。

因亡津液而小便不利者，不可以药利之，俟津液足，小便利，必自①愈也。

下之后，复发汗，必振寒，脉微细，所以然者，以内外俱虚故也。

发汗则表虚而亡阳，下之则里虚而亡血。振寒②者，阳气微也。脉微细者，阴血弱也。

下之后，复发汗，昼日烦躁，不得眠，夜而安静，不呕不渴，无表证，脉沉微，身无大热者，干姜附子汤主之。

下之虚其里，汗之虚其表，既下又汗，则表里俱虚。阳王于昼，阳欲复，虚不胜邪，正邪交争，故昼日烦躁不得眠。夜，阴王，阳虚不能与之争，是夜则安静。不呕不渴者，里无热也。身无大热者，表无热也。又无表证而脉沉微，知阳气大虚，阴寒气胜，与干姜附子汤退阴复阳。

干姜附子汤方第二十三

干姜一两，味辛热　附子一枚，生用，去皮，破八片，味辛热

上二味，以水三升，煮取一升，去滓，顿服。

《内经》曰：寒淫所胜，平以辛热。虚寒大甚，是以辛热剂胜之也。

王海藏③云：服姜附汤有二法。当热服，手少阴心也，

---

① 自：原作"治"，据仲景全书本改。

② 振寒：指身体畏寒而颤抖。

③ 王海藏：即王好古。元代医家，字进之，号海藏。撰《阴证略例》等。

水包火，热服以接心火。身表寒盛，外火少也，寒从外生，热从内消，譬如冻死，寒在外也。一法当寒服，足少阴肾也，寒邪入水，冷服以类肾水。身表微热，内水多也，热从外生，寒从内消，譬如饮冷，寒在内也。

发汗后，身疼痛，脉沉迟者，桂枝加芍药生姜各一两人参三两新加汤主之。

汗后身疼痛，邪气未尽也。脉沉迟，荣血不足也。经曰：其脉沉者，荣气微也。又曰：迟者荣气不足，血少故也，与桂枝汤，以解未尽之邪，加芍药、生姜、人参以益不足之血。

张兼善云：或谓经言表邪盛，脉浮而紧，法当身疼痛，宜以汗解之，况身疼皆系表邪未尽，此又加人参、芍药、生姜以益血，何也？余曰：表邪盛则身疼，血虚则身亦疼。其脉浮紧者，邪盛也，其脉沉微者，血虚也。盛者损之则安，虚者益之则愈。

发汗后，不可更行桂枝汤。汗出而喘，无大热者，可与麻黄杏仁甘草石膏汤主之。

发汗后喘，当作桂枝加厚朴杏仁汤，汗出则喘愈。今汗出而喘，为邪气壅甚，桂枝汤不能发散，故不可更行桂枝汤。汗出而喘有大热者，内热气甚也，无大热者，表邪必甚也，与麻黄杏仁甘草石膏汤，以散其邪。

麻黄杏仁甘草石膏汤方第二十四

麻黄四两，去节，味甘温　杏仁五十个，去皮尖，味甘温

甘草二两，炙，味甘平　石膏半斤，碎，绵裹，味甘寒

上四味，以水七升，先煮麻黄，减二升，去上沫，内诸药，煮取二升，去滓，温服一升。

《内经》曰：肝苦急，急食甘以缓之。风气通于肝，风邪外甚，故以纯甘之剂发之。

张兼善云：余观仲景常言发汗后，乃表邪悉解，止余一证而已，故言不可行桂枝汤。今汗出而喘，无大热，乃上焦余邪未解，当用麻黄杏仁甘草石膏汤以散之。夫桂枝加厚朴杏仁汤，乃桂枝证悉具而加喘者用之，注言汗出而喘，以为邪气壅甚，非桂枝所能发散，此误也。况身无大热，更无他证，何故复言表邪必甚，其后章下后不可更行桂枝汤条下注曰：汗下虽殊，既不当损正气则一。其言有至理存焉，可见汗后所注之误矣。原其理，当时因事发机，前后失于照应，故有此等之弊也。

王文禄云：成注谓不可更行，以表解故，正恐贻之热耳。故复庵云：审知邪热未解，虽经汗下，宜石膏竹叶汤。又云：太阳汗解后，不宜复行暖剂。

发汗过多，其人叉手自冒心，心下悸欲得按者，桂枝甘草汤主之。

发汗过多亡阳也。阳受气于胸中，胸中阳气不足，故病叉手自冒心，心下悸，欲得按者，与桂枝甘草汤，以调不足之气。

桂枝甘草汤方第二十五

桂枝四两，去皮，味辛热　甘草二两，炙，味甘平

上二味，以水三升，煮取一升，去滓，顿服。

桂枝之辛，走肺而益气，甘草之甘，入脾而缓中。

沈亮宸云：今人此证，则用黄芪，可见黄芪与桂枝，性用不甚相远也。

发汗后，其人脐下悸者，欲作奔豚，茯苓桂枝甘草大枣汤主之。

汗者，心之液。发汗后，脐下悸者，心气虚而肾气发动也。肾之积，名曰奔豚。发则从少腹上至心下，为肾气逆，欲上凌心。今脐下悸，为肾气发动，故云欲作奔豚，与茯苓桂枝甘草大枣汤以降肾气。

茯苓桂枝甘草大枣汤方第二十六

茯苓半斤，味甘平　甘草三两，炙，味甘平　大枣十五枚，擘，味甘平　桂枝四两，去皮

上四味，以甘澜水一斗，先煮茯苓，减二升，内诸药，煮取三升，去滓，温服一升，日三服。作甘澜水法：取水二斗，置大盆内，以杓扬之，水上有珠子五六千颗相逐，取用之。

茯苓以伐肾邪，桂枝能泄奔豚，甘草大枣之甘，滋助脾土以平肾气。煎用甘澜水者，扬之无力，取不助肾气也。

发汗后腹胀满者，厚朴生姜甘草半夏人参汤主之。

吐后腹胀，与下后腹满皆为实，言邪气乘虚入里为实。发汗后外已解也，腹胀满，知非里实，由脾胃津液不足，气涩不通壅而为满，与此汤和脾胃而降气。

厚朴生姜甘草半夏人参汤方第二十七

厚朴半斤，去皮，炙，味苦温　生姜半斤，切，味辛温　半夏半斤，洗，味辛平　人参一两，味温　甘草二两，炙，味甘平

上五味，以水一斗，煮取三升，去滓，温服一升，日三服。

《内经》曰：脾欲缓，急食甘以缓之，用苦泄之。厚朴之苦，以泄腹满，人参甘草之甘，以益脾胃，半夏生姜之辛，以散滞气。

王三阳云：曰吐曰下后，胀满为实者，表邪未除而误下之故也。此发汗后，邪气已散矣，故知非里实也。

伤寒若吐若下后，心下逆满，气上冲胸，起则头眩，脉沉紧，发汗则动经，身为振振摇者，茯苓桂枝白术甘草汤主之。

吐下后，里虚气上逆者，心下逆满，气上冲胸，表虚阳不足。起则头眩，脉浮紧，为邪在表，当发汗。脉沉紧，为邪在里，则不可发汗。发汗则外动经络，损伤阳气，阳气外虚，则不能主持诸脉，身为振振摇也。与此汤以和经益阳。

茯苓桂枝白术甘草汤方第二十八

茯苓四两，味甘平　桂枝三两，去皮，味辛热　白术二两，味苦甘温　甘草二两，炙，味甘平

上四味，以水六升，煮取三升，去滓，分温三服。

阳不足者，补之以甘，茯苓、白术生津液而益阳也。里气逆者，散之以辛，桂枝甘草行阳散气。

沈亮宸云：满用术甘，非石山①、立斋②，谁与言此？茯苓，松根气所结，故降逆气，虚者尤宜。

发汗病不解，反恶寒者，虚故也，芍药甘草附子汤主之。

发汗病解，则不恶寒。发汗病不解，表实者，亦不恶寒。今发汗，病且不解，又反恶寒者，荣卫俱虚也。汗出则荣虚，恶寒则卫虚，与芍药甘草附子汤以补荣卫。

芍药甘草附子汤方第二十九

芍药三两，味酸微寒　甘草三两，炙，味甘平　附子一枚，炮，去皮，破八片，味辛热

以上三味，以水五升，煮取一升五合，去滓，分温服。疑非仲景意

芍药之酸，收敛津液而益荣，附子之辛温，固阳气而补卫，甘草之甘，调和辛酸而安正气。

---

① 石山：汪机之号。明代医家，字省之。撰《石山医案》等。
② 立斋：薛己之号。明代医家，字新甫。撰《内科摘要》等。

发汗，若下之，病仍不解，烦躁者，茯苓四逆汤主之。

发汗，若下，病宜解也。若病仍不解，则发汗外虚阳气，下之内虚阴气，阴阳俱虚，邪独不解，故生烦躁，与茯茯四逆汤以复阴阳之气。

茯苓四逆汤方第三十

茯苓六两，味甘平　人参一两，味甘温　甘草二两，炙，味甘平　干姜一两半，味辛热　附子一枚，生用，去皮，破八片，味辛热

上五味，以水五升，煮取三升，去滓，温服七合，日三服。

四逆汤以补阳，加茯苓人参以益阴。

沈亮宸云：正虚有邪，正欲胜邪而不能，故烦躁。温其正气，邪自除矣。又云：大青龙烦躁者，实也，茯苓四逆汤烦躁者，虚也。

发汗后，恶寒者虚故也。不恶寒，但热者，实也，当和胃气，与调胃承气汤。

汗出而恶寒者，表虚也，汗出而不恶寒但热者，里实也。经曰：汗出不恶寒者，此表解里未和，与调胃承气汤和胃气。

太阳病，发汗后，大汗出，胃中干，烦躁不得眠，欲得饮水者，少少与饮之，令胃气和，则愈。若脉浮，小便不利，微热消渴者，与五苓散主之。

发汗已解，胃中干，烦躁不得眠，欲饮水者，少少与之，胃气得润，则愈。若脉浮者，表未解也，饮水多而小便少者，谓之消渴，里热甚实也。微热、消渴者，热未成实，上焦燥也，与五苓散生津液，和表里。

五苓散方第三十一

猪苓十八铢，味甘平，去皮　　泽泻一两六铢半，味酸咸　　茯苓十八铢，味甘平　　桂枝①半两，去皮，味辛热　　白术十八铢，味甘平

上五味，为末，以白饮②和，服方寸匕，日三服，多饮暖水，汗出，愈。

淡者，一也，口入一而为甘，甘甚而反淡，甘缓而淡渗。猪苓、白术、茯苓三味之甘，润虚燥而利津液。咸味下泄为阴，泽泻之咸，以泄伏水。辛甘发散为阳，桂枝之辛甘，以和肌表。

张兼善云：烦渴用白虎宜也。其用五苓散渗津液，何哉？曰：白虎乃表证已解，邪传里而烦渴者。今脉尚浮，身有微热而渴，乃表邪未全解，故用桂枝之辛和肌表，白术茯苓之甘淡以润虚燥也。

王宇泰云：此说亦未莹。太阳，经也，膀胱，腑也。膀胱者，溺之室也。五苓散者，利溺药也。膀胱者，津液之府，故东垣以渴为膀胱经本病。然则治渴者，当泻膀胱

---

① 枝：原脱，据《伤寒论·辨太阳病脉证并治中》补。
② 白饮：指米汤。

之热，泻膀胱之热者，利小便而已矣。

发汗已，脉浮数，烦渴者，五苓散主之。

发汗已，脉浮数者，表邪未尽也。烦渴，亡津液，胃燥也。与五苓散，和表润燥。

伤寒，汗出而渴者，五苓散主之，不渴者，茯苓甘草汤主之。

伤寒汗出而渴者，亡津液，胃燥，邪气渐传里也，五苓散以和表里。若汗出不渴者，邪气不传里，但在表而表虚也，与茯苓甘草汤，和表合卫。

茯苓甘草汤方第三十二

茯苓二两，味甘平　桂枝二两，去皮，味辛热　生姜三两，切，味辛温　甘草一两，炙，味甘平

上四味，以水四升，煮取二升，去滓，分温三服。

茯苓、甘草之甘益津液而和卫，桂枝、生姜之辛助阳气而解表。

中风发热，六七日不解而烦，有表里证，渴欲饮水，水入则吐者，名曰水逆，五苓散主之。

中风发热，至六七日则当解。若不解，烦者，邪在表也。渴欲饮水，邪传里也。里热甚，则能消水。水入则不吐，里热少，则不能消水，停积不散，饮而吐水也。以其因水而吐，故名水逆。与五苓散和表里，散停饮。

娄氏①云：既曰里热少，不能消水，与五苓，则前治烦躁消渴，益爽然矣。

未持脉时，病人叉手自冒心，师因教试令咳而不咳者，此必两耳聋无闻也。所以然者，以重发汗，虚故如此。

发汗多亡阳，胸中阳气不足者，病人手叉自冒心。师见外证，知阳气不足也。又试令咳而不即咳者，耳聋也，知阳气虚明矣。耳聋者阳气虚，精气不得上通于耳故也。

王三阳云：看此病，当常思少阳柴胡证，但强弱自不同耳。

发汗后饮水多必喘，以水灌之亦喘。

喘，肺疾。饮水多喘者，饮冷伤肺也。以冷水灌洗而喘者，形寒伤肺也。

发汗后，水药不得入口，为逆。若更发汗，必吐下不止。

发汗后，水药不得入口，为之吐逆。发汗亡阳，胃中虚冷也。若更发汗，则愈损阳气，胃气大虚，故吐下不止。

发汗吐下后，虚烦不得眠。若剧者，必反覆颠倒，心中懊憹②，栀子豉汤主之。

发汗吐下后，邪热乘虚，客于胸中，谓之虚烦者，热

---

① 娄氏：指楼英。元代医家，字全善。撰《医学纲目》。
② 懊憹：懊恼，烦乱。

也。胸中烦热郁闷而不得发散者是也。热气伏于里者则喜睡，今热气浮于上，烦扰阳气，故不得眠。心恶热，热甚则必神昏，是以剧者，反覆颠倒而不安，心中懊侬而愦闷。懊侬者，俗谓鹘突①是也。《内经》曰：其高者，因而越之。与栀子豉汤，以吐胸中之邪。

栀子豉汤方第三十三

栀子十四枚，擘，味苦寒　香豉四合，绵裹，味苦寒

上二味，以水四升，先煮栀子，得二升半，内豉，煮取一升半，去滓，分为二服，温进一服，得吐者，止后服。

酸苦涌泄为阴，苦以涌吐，寒以胜热，栀子豉汤相合，吐剂宜矣。

成氏云：吐证亦自不同。如不经汗下，邪气蕴郁于膈，则谓之实也，应以瓜蒂散吐之。瓜蒂散，吐胸中之实邪也。若发汗吐下后，邪气乘虚留于胸中，则谓之虚烦，应以栀子汤吐之，此吐胸中虚烦也。

若少气者，栀子甘草豉汤主之。若呕者，栀子生姜豉汤主之。

少气者，热伤气也，加甘草以益气。呕者，热烦而气逆也，加生姜以散气。少气则气为热搏，散而不收者，甘以补之可也。呕则气为热搏，逆而不散者，辛以散之

---

① 鹘（gǔ古）突：疑惑不定。

可也。

栀子甘草豉汤方第三十四

于栀子豉汤方内，加入甘草二两，余依前法，得吐，止后服。

栀子生姜豉汤方第三十五

于栀子豉汤方内，加生姜五两，余依前法，得吐，止后服。

发汗若下之，而烦热胸中窒者，栀子豉汤主之。

阳受气于胸中，发汗若下，使阳气不足，邪热客于胸中，结而不散，故烦热而胸中窒塞，与栀子豉汤，以吐胸中之邪。

伤寒五六日，大下之后，身热不去，心中结痛者，未欲解也，栀子豉汤主之。

伤寒五六日，邪气在里之时，若大下后，身热去，心胸空者，为欲解。若大下后，身热去而心结痛者，结胸也。身热不去心中结痛者，虚烦也。结胸，为热结胸中为实，是热气已收敛于内，则外身热去。虚烦，为热客胸中，未结为实，散漫为烦，是以身热不去。六七日，为欲解之时，以热为虚烦，故云未欲解也，与栀子豉汤以吐除之。

伤寒下后，心烦，腹满，卧起不安者，栀子厚朴汤主之。

下后，但腹满而不心烦，即邪气入里，为里实。但心烦而不腹满，即邪气在胸中，为虚烦。既烦且满，则邪气壅于胸腹之间也。满则不能坐，烦则不能卧，故卧起不安，与栀子厚朴汤吐烦泄满。

栀子厚朴汤方第三十六

栀子十四枚，擘，味苦寒　厚朴四两，姜炙，苦温　枳实四枚，水浸去穰，炒，味苦寒

以上三味，以水三升半，煮取一升半，去滓，分二服，温进一服，得吐者，止后服。

酸苦涌泄，栀子之苦，以涌虚烦。厚朴枳实之苦，以泄腹满。

伤寒，医以丸药大下之，身热不去，微烦者，栀子干姜汤主之。

丸药不能除热，但损正气，邪气乘虚，留于胸中，而未入深者，则身热不去而微烦，与栀子干姜汤吐烦正气。

栀子干姜汤方第三十七

栀子十四①枚，擘，味苦寒　干姜二两，味辛热

上二味，以水三升半，煮取一升半，去滓，分二服，温进一服，得吐者，止后服。

苦以涌之，栀子之苦以吐烦，辛以润之，干姜之辛以益气。

---

① 四：原作"日"，据《伤寒论·辨太阳病脉证并治中》改。

凡用栀子汤，病人旧微溏者，不可与服之。

病人旧微溏者，里虚而寒在下也，虽烦，则非蕴热，故不可与栀子汤。《内经》曰：先泄而后生他病者，治其本。必且调之，后乃治其他病。

太阳病发汗，汗出不解，其人仍发热，心下悸，头眩，身瞤动，振振欲擗地者，真武汤主之。

发汗不解，仍发热，邪气未解也。心下悸，头眩，身瞤动振振欲擗地者，汗出亡阳也。里虚为悸，上虚为眩，经虚为身瞤振振摇，与真武汤主之，温经复阳。

咽喉干燥者，不可发汗。

津液不足也。

淋家不可发汗，发汗必便血。

膀胱里热则淋，反以汤药发汗，亡耗津液，增益客热，膀胱虚，必小便血。

疮家虽身疼痛，不可发汗，发汗则痉。

表虚聚热则生疮，疮家身疼如伤寒，不可发汗，发汗则表气愈虚，热势愈甚，生风，故变痉也。

衄家不可发汗，汗出，必额上陷，脉急紧，直视不能眴，不得眠。

衄者，上焦亡血也。若发汗，则上焦津液枯竭，经络干涩，故额上陷，脉急紧。诸脉者，皆属于目，筋脉紧急则牵引其目，故直视不能眴。眴，瞬，合目也。《针经》曰：阴气虚，则目不瞑。亡血为阴虚，是以不得眠也。

韩氏①云：此人素有衄血证，非伤寒后，如前条之衄也，故不可发汗。

亡血家不可发汗，发汗，则寒栗而振。

《针经》曰：夺血者无汗，夺汗者无血。亡血发汗，则阴阳俱虚，故寒栗而振摇。

汗家重发汗，必恍惚心乱，小便已，阴疼，与禹余粮丸，阙。

汗者心之液，汗家重发汗则心虚，恍惚心乱。夺汗则无水，故小便已，阴中疼。

王三阳云：血家汗家，俱指本人平时旧病言之也。

病人有寒，复发汗，胃中冷，必吐蛔。

病人有寒，则当温散，反发汗，损阳气，胃中冷，必吐蛔也。

王三阳云：温散者，理中汤之类是也。

《活人》云：先服理中丸，次服乌梅丸。

本发汗而复下之，此为逆也。若先发汗，治不为逆。本先下之，而反汗之，为逆。若先下之，治不为逆。

病在表者，汗之为宜，下之为逆。病在里者，下之为宜，汗之为逆。经曰：阳盛阴虚，汗之则死，下之则愈。阳虚阴盛，汗之则愈，下之则死。

娄氏云：阳盛，则阳并于阴，故宜下。阴盛，则阴并

---

① 韩氏：指韩祇和。北宋医家。撰《伤寒微旨论》。

于阳，故宜汗。阳并于阴，沉而实也；阴并于阳，浮而实也。

又云：阳盛阴虚，是病在里。阳虚阴盛，是病在表。

伤寒，医下之，续得下利清谷不止，身疼痛者，急当救里。后身疼痛，清便自调者，急当救表。救里宜四逆汤，救表宜桂枝汤。

伤寒下之，续得下利清谷不止，身疼痛者，急当救里者，以里气不足，必先救之，急与四逆汤。得清便自调，知里气已和，然后急与桂枝汤以救表。身疼者，表邪也。《内经》曰：病发而不足，标而本之，先治其标，后治其本，此以寒为本也。

王三阳云：此证当照顾协热利，须审其利之色何如，与势之急缓，不可轻投四逆、桂枝也。

沈亮宸云：此大关键不可不知。若两感者，亦可类推矣。

病发热头痛，脉反沉，若不瘥，身体疼痛，当救其里，宜四逆汤。

发热头痛，表病也。脉反沉者，里脉也。经曰：表有病者，脉当浮大。今脉反沉迟，故知愈也。见表病而得里脉，则当瘥，若不瘥，为内虚寒甚也，与四逆汤救其里。

王宇泰云：此为阳病得阴脉。若以发热体痛，证在太阳，迟投四逆，则病生他变矣。

太阳病，先下之而不愈，因复发汗，以此表里俱虚，

其人因致冒，冒家汗出自愈。所以然者，汗出表和故也。得里未和，然后复下之。

冒者，郁也。下之则里虚而亡血，汗之则表虚而亡阳，表里俱虚，寒气怫郁，其人因致冒。《金匮要略》曰：亡血复汗，寒多，故令郁冒。汗出则怫郁之邪得解，则冒愈。《金匮要略》曰：冒家欲解，必大汗出。汗出表和，而里未和者，然后复下之。

太阳病未解，脉阴阳俱停，必先振栗，汗出而解。但阳脉微者，先汗出而解。但阴脉微者，下之而解。若欲下之，宜调胃承气汤主之。

脉阴阳俱停无偏胜者，阴阳气和也。经曰：寸口、关上、尺中三处大小、浮沉、迟数同等。此脉阴阳为和平，虽剧当愈。今阴阳既和，必先振栗，汗出而解。但阳脉微者，阳不足而阴有余也。经曰：阳虚阴盛，汗之则愈。阴脉微者，阴不足而阳有余也。经曰：阳盛阴虚，下之则愈。

王三阳云：阴阳俱停者，三部相等，皆微脉也。既见微脉，不必更用汗下法，彼必自汗出，自便利而愈。不必如成先生阳盛阴虚之说也，盖观经文用调胃与若字可知矣，非必当下之下也。

太阳病，发热汗出者，此为荣弱卫强，故使汗出，欲救邪风者，宜桂枝汤。

太阳中风，风并于卫则卫实而荣虚。荣者，阴也，卫者，阳也。发热汗出，阴弱阳强也。《内经》曰：阴虚者，阳必凑之，故少气。时热而汗出，与桂枝汤解散风邪，调和荣卫。

伤寒中风五六日，往来寒热，胸胁苦满，默默不欲饮食，心烦喜呕，或胸中烦而不呕，或渴，或腹中痛，或胁下痞硬，或心下悸，小便不利，或不渴，身有微热或咳者，与小柴胡汤主之。

病有在表者，有在里者，有在表里之间者。此邪气在表里之间，谓之半表半里证。五六日，邪气自表传里之时，中风者，或伤寒至五六日也。《玉函》曰：中风五六日，伤寒往来寒热即是。或中风，或伤寒，非是伤寒再中风，中风复伤寒也。经云：伤寒中风有柴胡证，但见一证便是，不必悉具者，正是谓或中风或伤寒也。邪在表则寒，邪在里则热。今邪在半表半里之间，未有定处，是以寒热往来也。邪在表，则心腹不满，邪在里，则心腹胀满。今止言胸胁苦满，知邪气在表里之间，未至于心腹满。言胸胁苦满，知邪气在表里也。默默，静也。邪在表，则呻吟不安，邪在里，则烦闷乱。《内经》曰：阳入之阴则静。默默者，邪方自表之里，在表里之间也。邪在表则能食，邪在里则不能食。不欲食者，邪在表里之间，未至于必不能食也。邪在表则不烦不呕，邪在里则烦满而呕，烦喜呕者，邪在表方传里也。邪初入里，未有定处，则所传不一，故有或为之证。有柴胡证，但见一证便是，即是此或为之证。

小柴胡汤方第三十八

柴胡半斤，味苦微寒　黄芩三两，味苦寒　人参三两，味甘温　甘草三两，味甘平　半夏半升，洗，味辛温　生姜三两，切，味辛温　大枣十三枚，擘，味甘平

上七味，以水一斗二升，煮取六升，去滓，再煎取三升，温服一升，日三服。

《内经》曰：热淫于内，以苦发之。柴胡、黄芩之苦，以发传邪之热。里不足者，以甘缓之，人参、甘草之甘，以缓中和之气。邪半入里，则里气逆，辛以散之，半夏以除烦呕。邪半在表，则荣卫争之，辛甘解之，姜枣以和荣卫。

成氏云：伤寒邪气在表者，必渍形以为汗。邪气在里者，必荡涤以取利。其于不外不内，半表半里，是当和解则可也，小柴胡和解表里之剂。

王三阳云：此证在半表半里，或中风，或伤寒，三四日得之也，或有传经而得，或直中此经，始终不传者。医人但见一证，而以脉合之，便当照此方治药，不可汗下，亦不可求诸证悉具也。

后加减法

若胸中烦而不呕，去半夏、人参，加栝蒌实一枚。

胸中烦而不呕，热聚而气不逆也。甘者令人中满，方热聚，无用人参之补，辛散逆气。既不呕，无用半夏之辛

温。热宜寒疗，聚宜苦，栝蒌实苦寒，以泄胸中蕴热。

若渴者，去半夏，加人参，合前成四两半，栝蒌根四两。

半夏燥津液，非渴者所宜。人参甘而润，栝蒌根苦而凉，彻热生津，二物为当。

若腹中痛者，去黄芩，加芍药三两。

去黄芩恶寒中，加芍药以通壅。

若胁下痞硬，去大枣，加牡蛎四两。

甘令人中满，痞者，去大枣之甘。咸以软之，痞硬者，加牡蛎之咸。

王三阳云：不如枳桔稳当。

若心下悸，小便不利者，去黄芩加茯苓四两。

饮而水蓄不行为悸，小便不利。《内经》曰：肾欲坚，急食苦以坚肾，则水益坚，故去黄芩。淡味渗泄为阳，茯苓甘淡，以泄伏水。

若不渴，外有微热者，去人参加桂三两，温覆取微汗，愈。

不渴者，里和也，故去人参。外有微热，表未解也，加桂以发汗。

王三阳云：加桂句，亦要顾寒多热少。

若咳者，去人参、大枣、生姜，加五味子半升，干姜二两。

咳者，气逆也，甘则壅气，故去人参大枣。《内经》

曰：肺欲收，急食酸以收之。五味子之酸，以收逆气。肺寒则咳，散以辛热，故易生姜以干姜之热也。

娄氏云：亦有肺热而嗽者，亦有风邪未散而嗽者，但咳与嗽不同，五味、干姜当斟酌。

血弱气尽，腠理开，邪气因入，与正气相搏，结于胁下，正邪分争，往来寒热，休作有时，默默不欲饮食。脏腑相连，其痛必下，邪高痛下，故使呕也。小柴胡汤主之。

人之气血，随时盛衰。当月郭空之时，则为血弱气尽，腠理开疏之时也。邪气乘虚，伤人则深。《针经》曰：月郭空，则海水东盛，人血气虚。卫气去，形独居；肌肉减，皮肤缓；腠理开，毛发残；膲理①薄，烟垢落；当是时，遇贼风，则其入深者是矣。邪因正虚，自表之里，而结于胁下，与正分争，作往来寒热。默默不欲饮食，此为自外之内，经络与脏腑相连，邪气随经必传于里，故曰：其痛下，痛，一作病。邪在上焦为邪高，邪渐传里为痛下。里气与邪气相搏，逆而上行，故使呕也。与小柴胡汤，以解半表半里之邪。

服柴胡汤已，渴者，属阳明也，以法治之。

服小柴胡汤，表邪已而渴，里邪传于阳明也，以阳明治之。

---

① 膲（jiāo 焦）理：指皮肤的纹理。

王三阳云：前条渴者去半夏，柴胡证已具，未服柴胡汤，先见渴证者也。此条渴者，已服柴胡汤，外证已除而又渴者也。

得病六七日，脉迟浮弱，恶风寒，手足温，医二三下之，不能食，而胁下满痛，面目及身黄，颈项强，小便难者，与柴胡汤，后必下重，本渴而饮水呕者，柴胡汤不中与也，食谷者哕。

得病六七日，脉迟浮弱，恶风寒，手足温，则邪气在半表半里，未为实。反二三下之，虚其胃气，损其津液，邪蕴于里，故不能食而胁下满痛。胃虚为热炁之，熏发于外，面目及身悉黄也。颈项强者，表仍未解也。小便难者，内亡津液。虽本柴胡汤证，然以里虚，下焦气涩，而小便难。若与柴胡汤，又走津液，后必下重也。不因饮水而呕者，柴胡汤证，若本因饮而呕者，水停心下也。《金匮要略》曰：先渴却呕者，为水停心下，此属饮家。饮水者，水停而呕，食谷者，物聚而哕，皆非小柴胡汤所宜，二者皆柴胡汤之戒，不可不识也。

伤寒四五日，身热恶风，颈项强，胁下满，手足温而渴者，小柴胡汤主之。

身热，恶风，颈项强者，表未解也。胁下满而渴者，里不和也。邪在表，则手足通热，邪在里，则手足厥寒。今手足温者，知邪在表里之间也。与小柴胡汤，以解表里之邪。

伤寒，阳脉涩，阴脉弦，法当腹中急痛者，先与小建中汤，不瘥者，与小柴胡汤主之。

脉阳涩阴弦，而腹中急痛者，当作里有虚寒治之，与小建中汤温中散寒。若不瘥者，非里寒也，必由邪气自表之里，里气不利所致，与小柴胡汤去黄芩加芍药，以除传里之邪。

小建中汤方第三十九

桂枝三两，去皮，味辛温　甘草三两，炙，味甘平　大枣十二枚，擘，味甘温　芍药六两，味酸微寒　生姜三两，切，味辛温　胶饴一升，味甘温

上六味，以水七升，煮取三升，去滓，内胶饴，更上微火消解，温服一升，日三服。呕家不可用建中汤，以甜故也。

建中者，建脾也。《内经》曰：脾欲缓，急食甘以缓之。胶饴、大枣、甘草之甘，以缓中也。辛，润也，散也。荣卫不足，润而散之，桂枝、生姜之辛，以行荣卫。酸，收也，泄也。正气虚弱，收而行之，芍药之酸，以收正气。

成氏云：或谓桂枝汤解表，而芍药数少，建中汤温里，而芍药数多。何也？皮肤为近，则制小其服，心腹为远，则制大其服，此所以为不同也。

伤寒中风，有柴胡证，但见一证便是，不必悉具。

柴胡证，是邪气在表里之间也。或胸中烦而不呕，或

渴，或腹中痛，或胁下痞硬，或心下悸小便不利，或不渴身有微热，或咳，但见一证，便宜与柴胡汤治之，不必待其证候全具也。

凡柴胡汤病证而下之，若柴胡证不罢者，复与柴胡汤，必蒸蒸而振，却发热汗出而解。

邪在半表半里之间，为柴胡证，即未作里实，医便以药下之。若柴胡证仍在者，虽下之，不为逆，可复与柴胡汤以和解之。得汤邪气还表者，外作蒸蒸而热。先经下，里虚，邪气欲出，内则振振然也。正气胜，阳气生，却复发热，汗出而解也。

伤寒二三日，心中悸而烦者，小建中汤主之。

伤寒二三日，邪气在表，未当传里之时，心中悸而烦，是非邪气搏所致。心悸者，气虚也，烦者，血虚也。以气血内虚，与小建中汤先建其里。

太阳病，过经十余日，反二三下之，后四五日，柴胡证仍在者，先与小柴胡汤。呕不止，心下急，郁郁微烦者，为未解也，与大柴胡汤下之则愈。

日数过多，累经攻下，而柴胡证不罢者，亦须先与小柴胡汤以解其表。经曰：凡柴胡汤疾证而下之，若柴胡证不罢者，复与柴胡者是也。呕止者，表里和也。若呕不止，郁郁微烦者，里热已甚，结于胃中也，与大柴胡汤下其里热，则愈。

大柴胡汤方第四十

柴胡半斤，味甘平　黄芩三两，味苦寒　芍药三两，味酸微寒　半夏半升，洗，味辛温　生姜五两，切，味辛温　枳实四枚，炙，味苦寒　大枣十二枚，擘，甘温　大黄二两，味苦寒

上七味，以水一斗二升，煮取六升，去滓，再煎，温服一升，日三服。一方用大黄二两，若不加大黄，恐不为大柴胡汤也。

柴胡、黄芩之苦，入心而折热。枳实、芍药之酸苦，涌泄而扶阴。辛者，散也，半夏之辛，以散逆气。辛甘，和也，姜枣之辛甘，以和荣卫。

成氏云：方有缓急轻重，医当临时斟酌。如大满大实，坚有燥屎者，非驶剂则不能泄，是以有大小承气之峻也。如不至大坚满，惟邪热甚而攻下者，又非承气汤之可投必也，轻缓之剂，乃大柴胡汤，用以逐邪热也，是知大柴胡为下剂之缓者。

伤寒十三日不解，胸胁满而呕，日晡所发潮热，已而微利，此本柴胡证，下之而不得利，今反利者，知医以丸药下之，非其治也。潮热者实也，先宜小柴胡汤以解外，后以柴胡加芒硝汤主之。

伤寒十三日再传经尽，当解之时也。若不解，胸胁满而呕者，邪气犹在表里之间，此为柴胡汤证。若以柴胡汤下之，则更无潮热自利。医反以丸药下之，虚其肠胃，邪气乘虚入腑，日晡所发潮热，热已而利也。潮热虽为热

实，然胸胁之邪未已，故先与小柴胡汤以解外，后以柴胡加芒硝以下胃热。

柴胡加芒硝汤方第四十一

于小柴胡汤方内，加芒硝六两，余依前法，服不解，更服。

伤寒十三日不解，过经谵语者，以有热也，当以汤下之。若小便利者，大便当硬，而反下利，脉调和者，知医以丸药下之，非其治也。若自下利者，脉当微厥，今反和者，此为内实也，调胃承气汤主之。

伤寒十三日，再传经尽，谓之过经。谵语者，阳明胃热也，当以诸承气汤下之。若小便利者，津液偏渗，大便当硬，反下利者，知医以丸药下之也。下利脉微而厥者，虚寒也。今脉调和，则非虚寒，由肠虚胃热，胁①热而利也。与调胃承气汤以下胃热。

王宇泰云：经文内实之实当作热注，偏渗，偏当作漏。

又云：此段有五反一对。热与厥反，丸与汤反，便硬与下利反，脉微与脉和反，药下与自利反，小便与大便硬为一对，读者宜细详之。

王三阳云：前条伤寒医下之续得下利清谷不止，身疼痛者，急当救里，用四逆者，观身有疼痛，则知邪全在

---

① 胁：据文义当作"协"。

表，大不当下，下之，则里虚之甚。略无分毫邪气在里，故元气受损，清谷不止，急当用温药救里。况医下之，不云丸药，则必是承气汤。里之受病多矣，可不急救乎？且外疼痛，亦须用桂枝可知。此证寒未变热，或寒中阴经之证，全未热也。此条本柴胡证邪在半表半里，一半不当下，一半当下。况以丸药下之，表热不能彻去，故邪热乘虚传里，为协热利。且外证谵语，内有实邪可知，脉又调和，元气颇在，故用承气汤后下之也。此二条，正宜参看用药，不可误也。

太阳病不解，热结膀胱，其人如狂，血自下，下者愈。其外不解者，尚未可攻，当先解外。外解已，但少腹急结者，乃可攻之，宜桃核承气汤方。

太阳，膀胱经也。太阳经邪热不解，随经入腑，为热结膀胱。其人如狂者，为未至于狂，但不宁尔。经曰：其人如狂者，以热在下焦。太阳多热，热在膀胱，必与血相搏。若血不为蓄，为热迫之，则血自下。血下，则热随血出而愈。若血不下者，则血为热搏，蓄积于下，而少腹急结，乃可攻之，与桃核承气汤下热散血。《内经》曰：从外之内而盛于内者，先治其外，后调其内。此之谓也。

桃核承气汤方第四十二

桃仁五十个，去皮尖，味甘平　桂枝二两，去皮，味辛热
大黄四两　芒硝二两　甘草二两，炙

上五味，以水七升，煮取二升半，去滓，内芒硝，更

上火微沸，下火，先食，温服五合，日三服，当微利。

甘以缓之，辛以散之。少腹急结，缓以桃仁之甘。下焦蓄血，散以桂枝辛热之气。寒以取之，热甚搏血，故加二物于调胃承气汤中也。

王宇泰云：按以上详玩之，当是桂非桂枝也。盖桂枝轻扬治上，桂厚重治下。成氏随文顺释，未足据。

伤寒八九日，下之，胸满烦惊，小便不利，谵语，一身尽重，不可转侧者，柴胡加龙骨牡蛎汤主之。

伤寒八九日，邪气已成热，而复传阳经之时，下之虚其里而热不除，胸满而烦者，阳热客于胸中也。惊者，心恶热而神不守也。小便不利者，里虚津液不行也。谵语者，胃热也。一身尽重，不可转侧者，阳气内行于里，不营于表也。与柴胡汤，以除胸满而烦，加龙骨、牡蛎、铅丹收敛神气而镇惊，加茯苓以行津液利小便，加大黄以逐胃热止谵语，加桂枝以行阳气而解身重。错杂之邪，斯悉愈矣。

柴胡加龙骨牡蛎汤方第四十三

半夏二合，洗　大枣六枚　柴胡四两　生姜一两半　人参一两半　龙骨一两半　铅丹一两半　桂枝一两半，去皮　茯苓一两半　大黄二两　牡蛎一两半，煅

上十一味，以水八升煮取四升，内大黄，切如棋子，更煮一二沸，去滓，温服一升。

伤寒腹满谵语，寸口脉浮而紧，此肝乘脾也，名曰

纵，刺期门。

腹满谵语者，脾胃疾也。浮而紧者，肝脉也。脾病见肝脉，木行乘土也。经曰：水行乘火，木行乘土，名曰纵，此其类矣。期门者，肝之募，刺之以泻肝经盛气。

伤寒发热，啬啬恶寒，大渴欲饮水，其腹必满，自汗出，小便利，其病欲解。此肝乘肺也，名曰横，刺期门。

伤寒发热，啬啬恶寒，肺病也。大渴欲饮水，肝气胜也。《玉函》曰：作大渴，欲饮醋浆，是知肝气胜也。伤寒欲饮水者愈，若不愈而腹满者，此肝行乘肺，水不得行也。经曰：木行乘金，名横，刺期门，以泻肝之盛气。肝肺气平，水散而津液得通，外作自汗出，内为小便利，而解也。

王宇泰云：按伤寒发热恶寒，表病也。至于自汗出，则表已解矣。大渴腹满，里病也。至于小便利，则里自和矣，故曰其病欲解。

太阳病二日，反躁，反熨其背，而大汗出，大热入胃，胃中水竭，躁烦，必发谵语。十余日，振栗自下利者，此为欲解也。故其汗，从腰以下不得汗，欲小便不得，反呕欲失溲，足下恶风，大便硬，小便当数，而反不数及不多，大便已，头卓然而痛，其人足心必热，谷气下流故也。

太阳病二日，则邪在表，不当发躁而反躁者，热气行于里也。反熨其背而发汗，大汗出，则胃中干燥。火热入胃，胃中燥热，躁烦而谵语。至十余日，振栗，自下利者，火邪势微，阴气复生，津液得复也，故为欲解。火邪去，大汗出则愈。若从腰以下不得汗，则津液不得下通，故欲小便不得，热气上逆而反呕也。欲失溲，足下恶风者，气不得通于下而虚也。津液偏渗，令大便硬者，小便当数。经曰：小便数者，大便必硬也。此以火热内燥，津液不得下通，故小便不数及不多也。若火热消，津液和，则结硬之便得润，因自大便也。便已，头卓然而痛者，先大便硬，则阳气不得下通。既得大便，则阳气降下，头中阳虚，故卓然而痛。谷气者，阳气也，先阳气不通于下之时，足下恶风，今阳气得下，故足心热也。

太阳病中风，以火劫发汗，邪风被火热，血气流溢，失其常度，两阳相熏灼，其身发黄。阳盛则欲衄，阴虚则小便难，阴阳俱虚竭，身体则枯燥，但头汗出，剂①颈而还，腹满微喘，口干咽烂，或不大便，久则谵语，甚者至哕，手足躁扰，捻衣摸床，小便利者，其人可治。

风为阳邪，因火热之气，则邪风愈甚。迫于血气，使血气流溢，失其常度。风与火气，谓之两阳，两阳相熏灼，热发于外，必发身黄。若热搏于经络，为阳盛外热，迫血上行，必衄。热搏于内者，为阴虚内热，必小便难。若热消血气，血气少，为阴阳俱虚。血气虚少，不能荣于

---

① 剂：《说文》："剂，齐也。"

身体，为之枯燥。三阳经络至颈，三阴至胸中而还。但头汗出，剂颈而还者，热气炎上，搏阳而不搏于阴也。《内经》曰：诸胀腹大，皆属于热。腹满微喘者，热气内郁也。《内经》曰：火气内发，上为口干咽烂者，火热上熏也。热气上而不下者，则大便不硬。若热气下入胃，消耗津液，则大便硬，故云或不大便。久则胃中燥热，必发谵语。《内经》曰：病深者，其声哕。火气大甚，正气逆乱，则哕。《内经》曰：四肢者，诸阳之本也。阳盛则四肢实，火热大甚，故手足躁扰，捻衣摸床扰乱也。小便利者，为火未剧，津液未竭，而犹可治也。

伤寒脉浮，医以火迫劫之，亡阳，必惊狂，起卧不安者，桂枝去芍药加蜀漆牡蛎龙骨救逆汤主之。

伤寒脉浮，责邪在表。医以火劫发汗，汗大出者，亡其阳。汗者心之液，亡阳则心气虚。心恶热，火邪内迫，则心神浮越，故惊狂，起卧不安，与桂枝汤解未尽表邪。去芍药，以芍药益阴，非亡阳所宜也。火邪错逆，加蜀漆之辛以散之。阳气亡脱，加龙骨、牡蛎之涩以固之。《本草》云：涩可去脱。龙骨、牡蛎之属是也。

桂枝去芍药加蜀漆龙骨牡蛎救逆汤方第四十四

桂枝三两，去皮　甘草二两，炙　生姜三两，切　牡蛎五两，熬，味酸咸　龙骨四两，味甘平　大枣十二枚，擘　蜀漆三两，洗，去脚，味辛平

上为末，以水一斗二升，先煮蜀漆，减二升，内诸

药，煮取三升，去滓，温服一升。

形作伤寒，其脉不弦紧而弱，弱者必渴。被火者，必谵语。弱者，发热脉浮，解之，当汗出愈。

形作伤寒，谓头痛身热也。脉不弦紧，则无伤寒表脉也。经曰：诸弱发热，则脉弱，为里热，故云弱者必渴。若被火气，两热相合，搏于胃中，胃中燥烦，必发谵语。脉弱发热者，得脉浮，为邪气还表，当汗出而解矣。

王三阳云：此证固不须治，待其自汗则愈。若脉不肯浮，酒炒芩连等微解之可也。

太阳病，以火熏之不得汗，其人必躁。到经不解，必清血，名为火邪。

此火邪迫血，而血下行者也。火阳病，用火熏之，不得汗，则热无从出，阴虚被火必发躁也。六日传经尽，至七日再到太阳经，则热气当解。若不解，热气迫血下行，必清血。清，厕也。

脉浮热甚，反灸之，此为实。实以虚治，因火而动，必咽燥唾血。

此火邪迫血，而血上行者也。脉浮热甚为表实，医以脉浮为虚，用火灸之，因火气动血，迫血上行，故咽燥唾血。

微数之脉，慎不可灸。因火为邪，则为烦逆。追虚逐实，血散脉中。火气虽微，内攻有力，焦骨伤筋，血难复也。

微数之脉，则为热也。灸则除寒不能散热，是慎不可灸也。若反灸之，热因火则甚，遂为烦逆。灸本以追虚，而复逐热为实，热则伤血，又加火气，使血散脉中。气主呴之，血主濡之，气血消散，不能濡润筋骨，致骨焦筋伤，血散而难复也。

脉浮，宜以汗解。用火灸之，邪无从出，因火而盛。病从腰以下必重而痹，名火逆也。

脉浮在表，宜以汗解之。医以火灸取汗而不得汗，邪无从出，又加火气相助，则热愈甚。身半以上，同天之阳。身半以下，同地之阴。火性炎上，则腰以下，阴气独治，故从腰以下必重而痹也。

欲自解者，必当先烦，乃有汗而解。何以知之？脉浮，故知汗出解也。

烦，热也。邪气还表，则为烦热，汗出而解，以脉浮，故为邪还表也。

烧针令其汗，针处被寒，核起而赤者，必发奔豚，气从少腹上冲心者，灸其核上各一壮，与桂枝加桂汤，更加桂二两。

烧针发汗，则损阴血而惊动心气。针处被寒，气聚而成核，心气因惊而虚，肾气乘寒气而动，发为奔豚。《金匮要略》曰：病有奔豚，从惊发得之，肾气欲上乘心，故其气从少腹上冲心也。先灸核上，以散其寒，与桂枝加桂汤，以泄奔豚之气。

桂枝加桂汤方第四十五

于桂枝汤方内更加桂二两，共五两，余依前法。

火逆下之，因烧针烦躁者，桂枝甘草龙骨牡蛎汤主之。

先火为逆，复以下除之，里气因虚，又加烧针，里虚而为火热所烦，故生烦躁，与桂枝甘草龙骨牡蛎汤以散火邪。

桂枝甘草龙骨牡蛎汤方第四十六

桂枝一两　　甘草二两　　牡蛎二两，熬　　龙骨二两

上为末，以水五升，煮取二升半，去滓，温服八合，日三服。

辛甘发散，桂枝甘草之辛甘，以发散经中之火邪。涩可去脱，龙骨、牡蛎之涩，以收敛浮越之正气。

太阳伤寒者，加温针必惊也。

寒则伤荣，荣气微者，加烧针，则血留不行。惊者，温针损荣血而动心气。《金匮要略》曰：血气少者，属于心。

王宇泰云：心属火，火先入心。心主血而藏神，血如水也，神如鱼也，两阳相熏灼，水热汤沸，则鱼惊跃不能安矣。

太阳病，当恶寒发热，今自汗出，不恶寒发热，关上脉细数者，以医吐之过也。一二日吐之者，腹中饥，口不

能食。三四日吐之者，**不喜糜粥，欲食冷食，朝食暮吐，以医吐之所致也，此为小逆。**

　　恶寒发热，为太阳表病。自汗出，不恶寒发热者，阳明证。本太阳表病，医反吐之，伤动胃气，表邪乘虚传于阳明也。以关脉细数，知医吐之所致。病一二日，为表邪尚寒而未成热，吐之则表寒传于胃中，胃中虚寒，故腹中饥而口不能食。病三四日，则表邪已传成热，吐之则表热乘虚入胃，胃中虚热，故不喜糜粥，欲食冷食，朝食暮吐也。朝食暮吐者，食晨入于胃，胃虚不能克化，即知至暮胃气行里，与邪气相搏，则胃气反逆。而以胃气尚在，故止云小逆。

　　张兼善云：此病虽逆，当自愈，吐中便有发散之义也。但当节饮食，静养调摄，则余邪自去。若更妄治之，则变证起矣。

　　太阳病，吐之，但太阳病当恶寒，今反不恶寒，不欲近衣，此为吐之内烦也。

　　太阳表病，医反吐之，伤于胃气，邪热乘虚入胃，胃为邪热内烦，故不恶寒，不欲近衣也。

　　病人脉数，数为热，当消谷引食，而反吐者，此以发汗，令阳气微，膈气虚，脉乃数也。数为客热，不能消谷，以胃中虚冷，故吐也。

　　阳受气于胸中，发汗外虚阳气，是令阳气微，膈气虚也。数为热，本热则合消谷，客热则不能消谷。因发汗外损阳气，致胃中虚冷，故吐也。

太阳病，过经十余日，心下温温欲吐，而胸中痛，大便反溏，腹微满，郁郁微烦，先此时自极吐下者，与调胃承气汤。若不尔者，不可与。但欲呕胸中痛，微溏者，此非柴胡证，以呕故知极吐下也。

心下温温欲吐，郁郁微烦，胸中痛，当责邪热客于胸中。大便反溏，腹微满，则邪热已下于胃也。日数虽多，若不经吐下，止是传邪，亦未可下，当与柴胡汤，以除上中二焦之邪。若曾吐下，伤损胃气，胃虚则邪乘虚入胃为实，非柴胡汤所能去，调胃承气汤下胃热。以呕，知胃气先曾伤动也。

太阳病，六七日，表证仍在，脉微而沉，反不结胸，其人发狂者，以热在下焦。少腹当硬满，小便自利者，下血乃愈。所以然者，以太阳随经，瘀热在里故也，抵当汤主之。

太阳，经也，膀胱，腑也，此太阳随经入腑者也。六七日邪气传里之时，脉微而沉，邪气在里之脉也。表证仍在者，则邪气犹浅，当结于胸中。若不结于胸中，其人发狂者，热结在膀胱也。经曰：热结膀胱，其人如狂。此发狂，则热又深也。少腹硬满，小便不利者，为无血也，小便自利者，血证谛也，与抵当汤以下蓄血。

抵当汤方第四十七

水蛭三十个，熬，味咸苦寒　　虻虫三十个，熬，去翅足，味苦

微寒　桃仁二十个，去皮尖，味苦甘平　大黄三两，酒浸，味苦寒

上四味为末，以水五升，煮取三升，去滓，温服一升，不下再服。

苦走血，咸胜血，虻虫、水蛭之咸苦，以除蓄血。甘缓结，苦泄热，桃仁、大黄之苦，以下结热。

王宇泰云：按玩仍在字，则邪气为不传于里，非犹浅也。膀胱为太阳本经，曰热在下焦，曰少腹硬满，曰小便自利，皆膀胱之证，故总结曰：随经瘀热也。在里二字，要看得活，非三阴之里，乃随经膀胱之里也。

成氏云：人之所有，气与血也。气为阳，气留而不行者，则易散，以阳病易治故也。血为阴，血蓄而不行者，则难散，以阴病难治故也。血蓄于下，非大毒驶剂则不能抵当，故治蓄血曰抵当汤。

太阳病，身黄，脉沉结，少腹硬，小便不利者，为无血也。小便自利，其人如狂者，血证谛也，抵当汤主之。

身黄，脉沉结，少腹硬，小便不利者，胃热发黄也，可与茵陈汤。身黄，脉沉结，少腹硬，小便自利，其人如狂者，非胃中瘀热，为热结下焦，而为蓄血也，与抵当汤以下蓄血。

伤寒有热，少腹满，应小便不利，今反利者，为有血也，当下之，不可余药，宜抵当丸。

伤寒有热，少腹满，是蓄血于下焦。若热蓄，津液不通，则小便不利。其热不蓄津液，而蓄血不行，小便自利

者，乃为蓄血，当与桃仁承气汤、抵当汤下之，然此无身黄屎黑，又无喜忘发狂，是未至于甚，故不可余駃①峻之药也，可与抵当丸，小可下之也。

王宇泰云：按身黄屎黑，喜忘发狂，亦是推广之词，若依上文，只是满而不硬耳。

抵当丸方第四十八

水蛭二十个，味苦寒　虻虫二十五个，味苦微寒　桃仁二十个，去皮尖　大黄三两

上四味，杵，分为四丸，以水一升，煮一丸，取七合，服之。晬时当下血，若不下者更服。

太阳病，小便利者，以饮水多，必心下悸。小便少者，必苦里急也。

饮水多而小便自利者，则水不内蓄，但腹中水多，令心下悸。《金匮要略》曰：食少饮多，水停心下，甚者则悸。饮水多而小便不利，则水蓄于内而不行，必苦里急也。

---

① 駃（kuài 快）：通"快"。迅疾。《古今注·杂注》："曹真有一駃马，名为惊帆，言其驰骤如烈风举帆之疾也。"

卷　四

辨太阳病脉证并治下第七

问曰：病有结胸，有脏结，其状何如？答曰：按之痛，寸脉浮，关脉沉，名曰结胸也。何谓脏结？答曰：如结胸状，饮食如故，时时下利，寸脉浮，关脉小细沉紧，名曰脏结。舌上白苔滑者，难治。

结胸者，邪结在胸，脏结者，邪结在脏。二者皆下后邪气乘虚入里所致。下后邪气入里，与阳相结者，为结胸，以阳受气于胸中故尔。与阴相结者，为脏结，以阴受之，则入五脏故尔。气宜通而塞，故痛。邪结阳分，则阴气不得上通，邪结阴分，则阳气不得下通。是二者，皆心下硬痛，寸脉浮，关脉沉，知邪结在阳也，寸脉浮，关脉小细沉紧，知邪结在阴也。阴结而阳不结，虽心下结痛，饮食亦自如故，阴气乘肠虚而下，故时时自下利。阴得阳则解，脏结得热证多，则易治。舌上白苔滑者，邪气结，胸中亦寒，故云难治。

王宇泰云：按本文云，如结胸状，则与结胸当有分别矣。注曰是二者，皆心下硬痛。欠稳当。如结胸状，饮食如故，只是按之不痛耳。既结于脏，而舌白苔，又为胸寒，外证上下俱病，故难治也。

脏结无阳证，不往来寒热，其人反静，舌上苔滑者，不可攻也。

脏结，于法当下，无阳证，为表无热，不往来寒热，为半表半里无热，其人反静，为里无热。经曰：舌上如苔者，以丹田有热，胸中有寒。以表里皆寒，故不可攻。

病发于阳而反下之，热入，因作结胸。病发于阴，而反下之，因作痞。所以成结胸者，以下之太早故也。

发热恶寒者，发于阳也，而反下之，则表中阳邪入里，结于胸中，为结胸。无热恶寒者，发于阴也，而反下之，表中阴邪入里，结于心下，为痞。

张兼善云：或谓成注无热而恶寒者，发于阴也。既无热而恶寒，为阴证，安可有下之理？又岂止作痞而已哉！夫仲景所谓阴阳者，指表里而言也。病在表则当汗而反下之，因作结胸。病在里，尚未入腑，而辄下之，因作痞。所以成结胸与痞者，下之太早故也。

又云：风邪入里则结胸，寒邪入里则为痞。然此皆太阳病之所致，非阴证之所为也。

结胸者，项亦强，如柔痉状，下之则和，宜大陷胸丸。

结胸病项强者，为邪结胸中，胸膈结满，心下紧实，但能仰而不能俯，是项强，亦如柔痉之状也，与大陷胸丸下结泄满。

大陷胸丸方第四十九

大黄半斤，味苦寒　　葶苈半升，熬，味苦寒　　芒硝半升，味咸寒　　杏仁半升，去皮尖，熬黑，味苦甘温

上四味，捣筛二味，内杏仁、芒硝，合研如脂，和散，取如弹丸一枚，别捣甘遂末一钱匕，白蜜二合，水二升，煮取一升，温顿服之，一宿乃下，如不下，更服，取下为效，禁如药法。

大黄、芒硝之苦咸，所以下热，葶苈、杏仁之苦甘，所以泄满，甘遂取其直达，白蜜取其润利，皆以下泄满实物也。

结胸证，其脉浮大者，不可下，下之则死。

结胸为邪结胸中，属上焦之分，得寸脉浮，关脉沉者，为在里，则可下。若脉浮大，心下虽结，是在表者犹多，未全结也，下之，重虚，邪气复结，则难可制，故云下之则死。

结胸证悉具，烦躁者亦死。

结胸证悉具，邪结已深也。烦躁者，正气散乱也。邪气胜正，病者必死。

太阳病，脉浮而动数。浮则为风，数则为热，动则为痛，数则为虚。头痛发热，微盗汗出而反恶寒者，表未解也，医反下之，动数变迟，膈内拒痛，胃中空虚，客气动膈，短气躁烦，心中懊侬，阳气内陷，心下因硬，则为结胸，大陷胸汤主之。若不结胸，但头汗出，余无汗，剂颈

而还，小便不利，身必发黄也。

动数，皆阳脉也，当责邪在表。睡而汗出者，谓之盗汗，为邪气在半表半里，则不恶寒。此头痛发热微盗汗出反恶寒者，表未解也，当发其汗，医反下之，虚其胃气，表邪乘虚则陷。邪在表，则见阳脉，邪在里，则见阴脉。邪气内陷，动数之脉所以变迟，而浮脉独不变者，以邪结胸中，上焦阳结，脉不得而沉也。客气者，外邪乘胃中空虚入里，结于胸膈，膈中拒痛者，客气动膈也。《金匮要略》曰：短气不足以息者，实也。短气躁烦，心中懊憹，皆邪热为实。阳气内陷，气不得通于膈，壅于心下，为硬满而痛，成结胸也，与大陷胸汤以下结热。若胃中空虚阳气内陷，不结于胸膈，下入于胃中者，遍身汗出，则为热越，不能发黄。若但头汗出，身无汗，剂颈而还，小便不利者，热不得越，必发黄也。

大陷胸汤方第五十

大黄六两，去皮，苦寒　芒硝一升，咸①寒　甘遂一钱匕②，苦寒

上三味，以水六升，先煮大黄，取二升，去滓，内芒硝，煮一两沸，内甘遂末，温服一升，得快利，止后服。

大黄谓之将军，以苦荡涤。芒硝一名硝石，以其咸能软硬。夫间有遂以通水也，甘遂若夫间之遂，其气可以直

---

① 咸：原作"酸"，据本书《辨太阳病脉证并治下第七》篇改。
② 钱匕：原作"袋"，据《伤寒论·辨太阳病脉证并治下》改。

达透结，陷胸三物为允。

王宇泰云：低者举之，高者陷之，以平为正。结胸为高邪，陷下以平之，故曰陷胸。利药之中，此驶剂也。伤寒错恶，结胸为甚，非此不能通利。剂大而数少，须其迅速，分解邪结也。

朱丹溪云：此证经曰胃中空虚，曰短气，躁烦，曰脉浮，此汤不可轻用。

伤寒六七日，结胸热实，脉沉而紧，心下痛，按之石硬者，大陷胸汤主之。

病在表而下之，热入，因作结胸。此不云下后，而云伤寒六七日，则是传里之实热也。沉为在里，紧为里实。以心下痛，按之实硬，是以为结胸，与大陷胸汤以下结热。

张兼善云：经言所以成结胸者，以下之太早故也。此不云下后，则云伤寒六七日，结胸热实，此亦不因下早而结胸者何也？夫下早结胸，事之常，热实结胸，事之变。其热实传里为结胸，乃法之关防不尽者，故仲景述其证以注方于其下也，此可见古人用心，曲尽其妙。且如下章以水结胸胁，但头汗出者，以大陷胸汤主之，亦在常法之外，故条列其证以彰其理也。亦或其人本虚，或曾吐下而里气弱，外邪因入，故自为结胸者也。然所入之因不同，其证治则一理而已。

伤寒十余日，热结在里，复往来寒热者，与大柴胡

汤。但结胸，无大热者，此为水结在胸胁也，但头微汗出者，大陷胸汤主之。

伤寒十余日，热结在里，是可下之证。复往来寒热，为正邪分争，未全敛结，与大柴胡汤下之。但结胸无大热者，非热结也，是水饮结于胸胁，谓之水结胸。周身汗出者，是水饮外散则愈。若但头微汗出，余处无汗，是水饮不得外泄，停蓄而不行也，与大陷胸汤，以逐其水。

《活人》云：水结胸，小半夏加茯苓汤，小柴胡去牡蛎汤亦主之。

太阳病，重发汗而复下之，不大便五六日，舌上燥而渴，日晡所小有潮热，从心下至少腹，硬满而痛，不可近者，大陷胸汤主之。

重发汗而复下之，则内外重亡津液，而邪热内结，致不大便五六日，舌上燥而渴也。日晡潮热者，属胃。此日晡小有潮热非但在胃，从心下至少腹，硬满而痛，不可近者，是一腹之中，上下邪气俱甚也，与大陷胸汤，以下其邪。

小结胸病，正在心下，按之则痛，脉浮滑者，小陷胸汤主之。

心下硬痛，手不可近者，结胸也。正在心下，按之则痛，是热气犹浅，谓之小结胸。结胸脉沉紧，或寸浮关沉。今脉浮滑，知热未深结，与小陷胸汤以除胸膈上结热也。

王宇泰云：上文云硬满而痛，不可近者，是不待按而亦痛也。此云按之则痛，是手按之，然后作痛耳。上文云至少腹是通一腹而言之，此云正在心下，则少腹不硬痛可知矣。热微于前，故云小结胸也。

小陷胸汤方第五十一

黄连一两，苦寒　半夏半升，洗，辛温　栝蒌实大者一个，味苦寒

上三味，以水六升，先煮栝蒌，取三升，去滓，内诸药，煮取二升，去滓，分温三服。

苦以泄之，辛以散之。黄连、栝蒌实苦寒以泄热，半夏之辛以散结。

王海藏云：大陷胸治热实，大陷胸丸兼喘，小陷胸治痞。

太阳病二三日，不能卧，但欲起，心下必结，脉微弱者，此本有寒分也。反下之，若利止，必作结胸，未止者，四日复下之，此作协热利也。

太阳病，二三日，邪在表也，不能卧，但欲起，心下必结者，以心下结满，卧则气壅而愈甚，故不能卧而但欲起也。心下结满，有水分，有寒分，有气分。今脉微弱，知本有寒分，医见心下结而反下之，则太阳表邪乘虚入里，利止则邪气留结，为结胸。利不止，至次日，复如前

下利不止者，是邪热下攻肠胃，为协①热利也。

太阳病下之，其脉促，不结胸者，此为欲解也。脉浮者，必结胸也；脉紧者，必咽痛；脉弦者，必两胁拘急；脉细数者，头痛未止；脉沉紧者，必欲呕；脉沉滑者，协热利；脉浮滑者，必下血。

此太阳病下之后，邪气传变，其脉促者，为阳，若下后脉促，为阳胜阴也，故不作结胸，为欲解。下后脉浮，为上焦阳邪结而为结胸也。经曰：结胸者，寸脉浮，关脉沉。下后脉紧，则太阳之邪传于少阴。经曰：脉紧者，属少阴。《内经》曰：邪客于少阴之络，令人嗌痛，不可内食。所以脉紧者，必咽痛。脉弦，则太阳之邪传于少阳。经曰：尺寸俱弦者，少阳受病也。其脉循胁络于耳，所以脉弦者，必两胁拘②急。下后邪气传里，则头痛当止，脉细数为邪未传里而伤气也。细为气少，数为在表，故头痛未止。脉沉紧，则太阳之邪传于阳明，为里实也。沉为在里，紧为里实，阳明里实，故必欲呕。脉滑，则太阳之邪传于肠胃，以滑为阴气有余，知邪气入里，干于下焦也。沉为血胜气虚，是为协热利。浮为气胜血虚，是知必下血。经曰：不宜下而便攻之，诸变不可胜数，此之谓也。

病在阳，应以汗解之，反以冷水噀③之，若灌之，其

---

① 协：原作"挟"，据本书《辨太阳病脉证并治下第七》篇改。
② 拘：原作"俱"，据本书《辨太阳病脉证并治下第七》篇改。
③ 噀（xùn 讯）：含在口中而喷出。

热被却不得去，弥更益烦，肉上粟起，意欲饮水，反不渴者，服文蛤散，若不瘥者，与五苓散。寒实结胸，无热证者，与三物小陷胸汤，白散亦可服。

病在阳，为邪在表也，法当汗出而解。反以冷水噀之，灌洗，热被寒水，外不得出，则反攻其里，弥更益烦，肉上粟起者，水寒之气客于皮肤也，意欲饮水者，里有热也，反不渴者，寒在表也，与文蛤散，以散表中水寒之气。若不瘥，是水热相搏，欲传于里，与五苓散，发汗以和之。始热在表，因水寒制之，不得外泄，内攻于里，结于胸膈，心下硬痛，本是水寒伏热，为实，故谓之寒实结胸。无热证者，外无热，而热悉收敛于里也。与小陷胸汤以下逐之，白散下热，故亦可攻。

文蛤散方第五十二

文蛤五两，味咸寒

上一味为散，以沸汤和一钱匕，服，汤用五合。

咸走肾耶，可以胜水气。

白散方第五十三

桔梗三分，味辛苦，微温　巴豆一分，去皮心，熬黑，研如脂，平温　贝母三分，味辛苦平

上件①三味为末，内巴豆，更于臼中杵之，以白饮和

---

①　件：分别。《魏书·卢同传》"若名级相应者，即于黄素楷书大字，具件阶级数。"

服，强人半钱，羸者减之。病在膈上必吐，在膈下必利，不利，进热粥一杯，利过不止，进冷粥一杯，身热皮粟不解，欲引衣自覆者，若以水噀之洗之，益令热却不得出，当汗而不汗则烦。假令汗出已，腹中痛，与芍药三两，如上法。

辛散而苦泄，桔梗、贝母之苦辛，用以下气，巴豆之辛，用以散实。

王宇泰云：上热实结胸及寒实结胸。《活人》不拘寒热，但用陷胸汤不瘥者，用枳实理中丸，应手而愈。

太阳与少阳并病，头项强痛，或眩冒，时如结胸，心下痞硬者，当刺大椎第一间、肺俞、肝俞，慎不可发汗，发汗则谵语，脉弦，五六日，谵语不止，当刺期门。

太阳之脉，络头，下项。头项强痛者，太阳表病也。少阳之脉，循胸络胁。如结胸，心下痞硬者，少阳里病也。太阳少阳，相并为病，不纯在表，故头项不但强痛，而或眩冒，亦未全入里，故时如结胸，心下硬痞，此邪在半表半里之间也。刺大椎第一间、肺俞以泻太阳之邪，刺肝俞以泻少阳之邪。邪在表则可发汗，邪在半表半里则不可发汗。发汗则亡津液，损动胃气，少阳之邪，因干于胃，土为木刑，必发谵语，脉弦，至五六日，传经尽，邪热去，而谵语当止，若复不止，为少阳邪热甚也，刺期门以泻肝胆之气。

妇人中风，发热恶寒，经水适来，得之七八日，热除

而脉迟身凉，胸胁下满，如结胸状，谵语者，此为热入血室也，当刺期门，随其实而泻之。

中风，发热恶寒，表病也。若经水不来，表邪传里，则入腑而不入血室也，因经水适来，血室空虚，至七八日邪气传里之时，更不入腑，乘虚而入于血室。热除脉迟身凉者，邪气内陷而表证罢也。胸胁下满，如结胸状，谵语者，热入血室而里实。期门者，肝之募，肝主血，刺期门者，泻血室之热。审看何经气实，更随其实而泻之。

许学士①云：妇人平居，水当养于木，血当养于肝。方未受孕，则下行以为月水；既妊，则中蓄以养胎；及已产，则上壅以为乳，皆此血也。今邪气蓄血，并归肝经，聚于膻中，结于乳下，故手触之则痛，非汤剂可及，故当刺期门。

妇人中风，七八日，续得寒热，发作有时，经水适断者，此为热入血室，其血必结，故使如疟状，发作有时，小柴胡汤主之。

中风七八日，邪气传里之时，本无寒热，而续得寒热，经水适断者，此为表邪乘血室虚入于血室，与血相搏，而血结不行，经水所以断也。血气与邪分争，致寒热如疟而发作有时，与小柴胡汤以解传经之邪。

王三阳云：经水适来，血虚甚矣。而邪气入之，热除

---

① 许学士：指许叔微。

身凉，胸满谵语者，则邪尽入里，里有实邪，又难下，故刺以泻之。经水适断，则血尚未尽，为邪热相搏，而结之不行，续得寒热发作有时，邪在半表半里，故用小柴胡汤以彻其邪也。

妇人伤寒发热，经水适来，昼日明了，暮则谵语，如见鬼状者，此为热入血室，无犯胃气及上二焦，必自愈。

伤寒发热者，寒已成热也，经水适来，则血室虚空，邪热乘虚入于血室，若昼日谵语为邪客于腑与阳争也。此昼日明了，暮则谵语如见鬼状，是邪不入腑，入于血室，与阴争也。阳盛谵语则宜下，此热入血室，不可与下药犯其胃气。热入血室，血结寒热者，与小柴胡汤，散邪发汗。此虽热入血室而不留结，不可与发汗药，犯其上焦。热入血室，胸胁满，如结胸状者，可刺期门。此虽热入血室，而无满结，不可刺期门犯其中焦。必自愈者，以经行则热随血去，血下也已，则邪热悉除而愈矣。所为发汗为犯上焦者，发汗则动卫气，卫气出上焦故也。刺期门为犯中焦者，刺期门则动荣气，荣气出中焦故也。《脉经》曰：无犯胃气及上二焦，必自愈。岂谓药不谓针耶。

王宇泰云：犯胃气，谓下之，犯上二焦，谓发汗也。

伤寒六七日，发热微恶寒，肢节烦疼，微呕，心下支结，外证未去者，柴胡加桂枝汤主之。

伤寒六七日，邪当传里之时。支，散也。呕而心下结者，里证也，法当攻里。发热微恶寒，支节烦疼，为外证未去，不可攻里，与柴胡桂枝汤以和解之。

王宇泰云：支节，犹云枝节，古字通也。支结，谓支撑而结，若训作散，则不能结也。南阳云：外证未解，心下烦闷者，非痞也，谓之支结。

柴胡桂枝汤方第五十四

桂枝去皮　黄芩　人参各一两半　甘草一两，炙　半夏二合半　芍药一两半　大枣六枚，擘　生姜一两半，切　柴胡四两

上九味，以水七升，煮取三升，去滓，温服。

娄氏云：病虽属太阳表证，而有里证兼之者，则不言太阳病，但称表不解，外证未去，其兼心下支结，则此条柴胡桂枝汤是也。

伤寒五六日，已发汗而复下之，胸胁满，微结，小便不利，渴而不呕，但头汗出，往来寒热，心烦者，此为未解也，柴胡桂枝干姜汤主之。

伤寒五六日，已经汗下之后，则邪当解。今胸胁满，微结，小便不利，渴而不呕，但头汗出，往来寒热，心烦者，即邪气犹在半表半里之间，为未解也。胸胁满，微结，寒热，心烦者，邪在半表半里之间也。小便不利而渴者，汗下后，亡津液，内燥也。若热消津液，令小便不利而渴者，其人必呕，今渴而不呕，知非里热也。伤寒汗出则和，今但头汗出，而余处无汗者，津液不足，而阳虚于上也，与柴胡桂枝干姜汤，以解表里之邪，复津液而助阳也。

柴胡桂枝干姜汤方第五十五

柴胡半斤，味苦平　桂枝三两，去皮，味辛热　干姜三两，味辛热　栝蒌根四两，味苦寒　黄芩三两，味苦寒　牡蛎三两，熬，味咸寒　甘草二两，炙，味甘平

上七味，以水一斗二升，煮取六升，去滓，再煎，取三升，温服一升，日三服。初服微烦，复服，汗出便愈。

《内经》曰：热淫于内，以苦发之。柴胡、黄芩之苦，以解传表之邪。辛甘发散为阳，桂枝、甘草之辛甘，以散在表之邪。咸以软之，牡蛎之咸，以消胸胁之满。辛以润之，干姜之辛，以固阳虚之汗。津液不足而为渴，苦以坚之，栝蒌之苦，以生津液。

伤寒五六日，头汗出，微恶寒，手足冷，心下满，口不欲食，大便硬，脉细者，此为阳微结，必有表复有里也。脉沉，亦在里也。汗出为阳微，假令纯阴结，不得复有外证，悉入在里，此为半在里半在外也，脉虽沉紧，不得为少阴病，所以然者，阴不得有汗，今头汗出，故知非少阴也，可与小柴胡汤，设不了了者，得屎而解。

伤寒五六日，邪当传里之时，头汗出，微恶寒者，表仍未解也。手足冷，心下满，口不欲食，大便硬，脉细者，邪结于里也。大便硬，为阳结，此邪热虽传于里，然以外带表邪，则热结犹浅，故曰阳微结。脉沉虽为在里，若纯阴结，则更无头汗、恶寒之表证。诸阴脉，皆至颈胸中而还，不上循头。今头汗出，知非少阴也，与小柴胡

汤，以除半表半里之邪，服汤已，外证罢而不了了者，为里热未除，与汤，取其微利则愈，故云得屎而解。

伤寒五六日，呕而发热者，柴胡汤证具，而以他药下之，柴胡证仍在者，复与柴胡汤。此虽已下之，不为逆，必蒸蒸而振，却发热汗出而解。若心下满而硬痛者，此为结胸也，大陷胸汤主之。但满而不痛者，此为痞，柴胡不中与之，宜半夏泻心汤。

伤寒五六日，邪在半表半里之时，呕而发热，邪在半表半里之证，是为柴胡证具。以他药下之，柴胡证不罢者，不为逆，却与柴胡汤则愈。若下后，邪气传里者，邪在半表半里，则阴阳俱有邪。至于下后，邪气传里，亦有阴阳之异。若下后，阳邪传里者，则结于胸中，为结胸，以胸中为阳受气之分，与大陷胸汤以下其结。阴邪传里者，则留于心下，为痞，以心下为阴受气之分，与半夏泻心汤以通其痞。经曰：病发于阳而反下之，热入，因作结胸，病发于阴而反下之，因作痞。此之谓也。

半夏泻心汤方第五十六

半夏半升，洗净，辛平　黄芩苦寒　干姜辛热　人参以上各三两，甘温　黄连一两，苦寒　大枣十二枚，擘，温甘　甘草三两，炙，甘平

上七味，以水一斗，煮取六升，去滓，再煮取三升，温服一升，日三服。

辛入肺而散气，半夏之辛，以散结气。苦入心而泄

热，黄芩、黄连之苦，以泻痞热。脾欲缓，急食甘以缓之，人参、甘草、大枣之甘以缓之。

太阳少阳并病，而反下之，成结胸，心下硬，下利不止，水浆不下，其人心烦。

太阳少阳并病，为邪气在半表半里也，而反下之，二经之邪，乘虚而入太阳，表邪入里，结于胸中为结胸，心下硬。少阳里邪，乘虚下于肠胃，遂利不止。若邪结阴分，则饮食如故，而为脏结。此为阳邪内结，故水浆不下而心烦。

脉浮而紧，而复下之，紧反入里，则作痞，按之自濡，但气痞耳。

浮而紧，浮为伤阳，紧为伤阴，当发其汗而反下之。若浮入里，为阳邪入里，则作结胸。浮不入里，而紧入里者，阴邪入里，则作痞。

太阳中风，下利呕逆，表解者，乃可攻之，其人漐漐汗出，发作有时，头痛，心下痞硬满，引胁下痛，干呕短气，汗出不恶寒者，此表解里未和也，十枣汤主之。

下利呕逆，里受邪也。邪在里者可下，亦须待表解者，乃可攻之。其人漐漐汗出，发作有时，不恶寒者，表已解也。头痛，心下痞，硬满，引胁下痛，干呕，短气者，邪热内蓄而有伏饮，是里未和也，与十枣汤下热逐饮。

十枣汤方第五十七

芫花熬，味辛苦　甘遂苦寒　大戟苦寒　大枣十枚，擘，甘温

上三味，等分，各别捣为散，以水一升半，先煮大枣肥者十枚，取八合，去滓，内药末，强人服一钱匕，羸人服半钱，温服之，平旦服。若下少，病不除者，明日更服，加半钱，得快下利后，糜粥自养。

辛以散之，芫花之辛以散饮，苦以泄之，甘遂、大戟之苦以泄水。水者，肾所主也，甘者，脾之味也。大枣之甘者，益土而胜水。

杜壬①云：里未和者，盖痰与燥气壅于中焦，故头疼，干呕，短气，汗出，是痰膈也，非十枣不治。但此汤不宜轻用，恐损人于倏忽，用药者慎之。

太阳病，医发汗，遂发热恶寒，因复下之，心下痞。表里俱虚，阴阳气并竭，无阳则阴独。复加烧针，因胸烦。面色青黄，肤瞤者难治。今色微黄，手足温者，易愈。

太阳病，因发汗，遂发热恶寒者，外虚阳气，邪复不除也。因复下之，又虚其里，表中虚邪内陷，传于心下为痞。发汗表虚为竭阳，下之里虚为竭阴。表证罢为无阳，里有痞为阴独，又加烧针，虚不胜火，火气内攻，致胸烦也。伤寒之病，以阳为主，其人面色青，肤肉瞤动者，阳

---

① 杜壬：宋代医家。撰《杜壬医准》。

气太虚，故云难治。若面色微黄，手足温者，即阳气得复，故云易愈。

心下痞，按之濡，其脉关上浮者，大黄黄连泻心汤主之。

心下硬，按之痛，关脉沉者，实热也。心下痞，按之濡，其脉关上浮者，虚热也，大黄黄连汤以导其虚热。

大黄黄连泻心汤第五十八

大黄二两，味苦寒　黄连一两，味苦寒

上二味，以麻沸汤二升渍之，须臾，绞去滓，分温再服。

《内经》曰：火热受邪，心病生焉。苦入心，寒除热，大黄、黄连之苦寒，以导泻心下之虚热，但以麻沸汤渍服者，取其气薄而泄虚热。

心下痞，而复恶寒汗出者，附子泻心汤主之。

心下痞者，虚热内伏也，恶寒汗出者，阳气外虚也，与泻心汤攻痞，加附子以固阳。

附子泻心汤方第五十九

大黄二两　黄连　黄芩各一两　附子一枚，炮，去皮，破，别煮取汁

上四味，切三味，以麻沸汤二升渍之，须臾，绞去滓，内附子汁，分温再服。

本以下之，故心下痞，与泻心汤。痞不解，其人渴而口燥烦，小便不利者，五苓散主之。

本因下后成痞，当与泻心汤除之，若服之痞不解，其人渴而口燥烦，小便不利者，为水饮内蓄，津液不行，非热痞也，与五苓散发汗散水则愈。一方，忍之一日乃愈者，不饮水者，外水不入，所停之水得行，而痞亦愈也。

伤寒汗出解之后，胃中不和，心下痞硬，干噫食臭，胁下有水气，腹中雷鸣，下利者，生姜泻心汤主之。

胃为津液之主，阳气之根，大汗出后，外亡津液，胃中空虚，客气上逆，心下痞硬。《金匮要略》曰：中焦气未和，不能消谷，故令噫。干噫食臭者，胃虚而不杀谷也。胁下有水气，腹中雷鸣，土弱不能胜水也，与泻心汤以攻痞，加生姜以益胃。

生姜泻心汤方第六十

生姜四两，切　甘草三两，炙　人参三两　干姜一两　黄芩三两　半夏半升，洗　黄连一两　大枣十二枚

上八味，以水一斗，煮取六升，去滓，再煎取三升，温服一升，日三服。

伤寒中风，医反下之，其人下利，日数十行，谷不化，腹中雷鸣，心下痞硬而满，干呕心烦不得安。医见心下痞，谓病不尽，复下之，其痞益甚。此非结热，但以胃中虚，客气上逆，故使硬也，甘草泻心汤主之。

伤寒中风，是伤寒或中风也，邪气在表，医反下之，虚其肠胃而气内陷也，下利日数十行，谷不化，腹中雷鸣者，下后里虚胃弱也。心下痞硬，干呕心烦，不得安者，

胃中空虚，客气上逆也，与泻心汤以攻表，加甘草以补虚。前以汗后胃虚，是外伤阳气，故加生姜，此以下后胃虚，是内损阴气，故加甘草。

甘草泻心汤方第六十一

甘草四两　黄芩三两　干姜三两　半夏半升，洗　黄连一两　大枣十二枚，擘

上六味，以水一斗，煮取六升，去滓，再煎取三升，温服一升，日三服。

成氏云：气结而不散，壅而不通，为结胸，陷胸汤为直达之剂，塞而不通，否而不泰，为痞，泻心汤为分解之剂，痞与结胸，有高下焉，邪结在胸中，故曰陷胸，留邪在心下，故曰泻心。

沈亮宸云：半夏泻心，甘草泻心，皆下后伤真气之过也。生姜泻心因于食，大黄泻心因于热，附子泻心因于寒。

伤寒，服汤药，下利不止，心下痞硬，服泻心汤已，复以他药下之，利不止，医以理中与之，利益甚。理中者，理中焦，此利在下焦，赤石脂禹余粮汤主之，复利不止者，当利其小便。

伤寒服汤药下后，利不止而心下痞硬者，气虚而客气上逆也，与泻心汤攻之则痞已。医复以他药下之，又虚其里，致利不止也。理中丸，脾胃虚寒下利者，服之愈。此

以下焦虚，故与之其利益甚。《圣济经》① 曰：滑则气脱，欲其收也。如开肠洞泄，便溺遗失，涩剂所以收之。此利由下焦不约，与赤石脂禹余粮汤以涩洞泄。下焦主分清浊，下利者，水谷不分也，若服涩剂而利不止，当利小便以分其气。

赤石脂禹余粮汤方第六十二

赤石脂一斤，碎，味甘温　禹余粮一斤，碎，味甘平

以上二味，以水六升，煮取二升去滓，三服。

《本草》云：涩可去脱。石脂之涩，以收敛之，重可去怯，余粮之重，以镇固之。

伤寒吐下后，发汗，虚烦，脉甚微，八九日，心下痞硬，胁下痛，气上冲咽喉，眩冒，经脉动惕者，久而成痿。

伤寒吐下后，发汗，则表里之气俱虚。虚烦，脉甚微，为正气内虚，邪气独在。至七八日，正气当复，邪气当罢，而心下痞，胁下痛，气上冲咽喉，眩冒者，正气内虚而不复，邪气留结而不去。经脉动惕者，经络之气虚极，久则热气还经，必成痿弱。

伤寒发汗，若吐若下，解后，心下痞硬，噫气不除者，旋复代赭石汤主之。

大邪虽解，以曾发汗吐下，胃气弱而未和，虚气上

①　圣济经：又名《宋徽宗圣济经》。宋代赵佶撰，十卷。

逆，故心下痞硬，噫气不除，与旋复代赭石汤，降虚气而和胃。

旋复代赭石汤方第六十三

旋复花三两，味咸温　人参二两，味甘温　生姜五两，切，味辛温　半夏半升，洗，味辛温　代赭石一两，味苦寒　大枣十二枚，擘，甘温　甘草三两，炙，味甘平

上件七味，以水一斗，煮取六升，去滓，再煎取三升，温服一升，日三服。

硬则气坚，咸味可以软之，旋复之咸，以软痞硬。虚则气浮，重剂可以镇之，代赭石之重，以镇虚逆。辛者，散也，生姜、半夏之辛，以散虚痞。甘者，缓也，人参、甘草、大枣之甘，以补胃弱。

娄氏云：病解后，心下痞硬，噫气，若不下利者，此条旋复代赭石汤也。若下利者，前条生姜泻心汤也。

下后，不可更行桂枝汤。若汗出而喘，无大热者，可与麻黄杏子甘草石膏汤。

前第三卷十六证云：发汗后，不可更行桂枝汤。汗出而喘，无大热者，为与此证治法同，汗下虽殊，既不当损正气则一，邪气所传既同，遂用一法治之，经所谓若发汗、若下、若吐后是矣。

太阳病，外证未除，而数下之，遂协热而利，利下不止，心下痞硬，表里不解者，桂枝人参汤主之。

外证未除，而数下之，为重虚其里，邪热乘虚而入，

里虚协热，遂利不止，而心下痞。若表解而下利，心下痞者，可与泻心汤。若不下利，表不解，而心下痞者，可先解表而后攻痞，以表里不解，故与桂枝人参汤，和里解表。

桂枝人参汤方第六十四

桂枝四两，去皮，味辛热　甘草四两，炙，味甘平　白术三两，味甘平　人参三两，味甘温　干姜三两，味辛热

上五味，以水九升，先煮四味，取五升，内桂，更煮，取三升，温服一升，日再，夜一服。

表未解者，辛以散之，里不足者，甘以缓之。此以里气大虚，表里不解，故加桂枝、甘草于理中汤也。

张兼善云：大柴胡汤泻也，桂枝人参汤补也。皆治下利，心下痞硬。若伤寒发热，汗出不解，心下痞硬，呕吐而下利者，表和而里病也。以心中痞硬，故为实，当以大柴胡汤下之。二者心下痞硬虽同，而虚实之症有异，故用药有攻补之别也。

伤寒大下后复发汗，心下痞，恶寒者，表未解也，不可攻痞，当先解表，表解乃可攻痞，解表宜桂枝汤，攻痞宜大黄黄连泻心汤。

大下后复发汗，则表里之邪当悉已。此心下痞而恶寒者，表里之邪，俱不解也。因表不解而下之，为心下痞，先与桂枝汤解表。表解，乃与大黄黄连泻心汤攻痞。《内经》曰：从外之内，而盛于内者，先治其外，而后调

其内。

《活人》云：大抵结胸与痞，皆应下，然表未解者，不可攻也。

伤寒发热，汗出不解，心中痞硬，呕吐而下利者，大柴胡汤主之。

伤寒发热，寒已成热也，汗出不解，表和而里病也。吐利，心腹濡软，为里虚。呕吐而下利，心腹痞硬者，是里实也，与大柴胡汤，以下里热。

病如挂枝证，头不痛，项不强，寸脉微浮，胸中痞硬，气上冲咽喉，不得息者，此为胸有寒也，当吐之，宜瓜蒂散。

病如桂枝证，为发热，汗出恶风，言邪在表也，头痛项强，为桂枝汤证具。若头不痛，项不强，则邪不在表而传里也。浮为在表，沉为在里，今寸脉微浮，则邪不在表，亦不在里，而在胸中也。胸中与表相应，故知邪在胸中者，犹如桂枝证，而寸脉微浮也。以胸中痞硬，上冲咽喉，不得息，知寒邪客于胸中，而不在表也。《千金》曰：气浮上部，填塞心胸，胸中满者，吐之则愈，与瓜蒂散，以吐胸中之邪。

瓜蒂散方第六十五

瓜蒂一分，熬黄，味苦寒　　赤小豆一分，味酸温

上二味，各别捣筛，为散已，合治之，取一钱匕，以香豉一合，用热汤七合，煮作稀糜，去滓，取汁和散，

温，顿服之，不吐者，少少加，得快吐乃止，诸亡血虚家，不可与瓜蒂散。

其高者越之，越以瓜蒂豆豉之苦。在上者涌之，涌以赤小豆之酸。《内经》曰：酸苦涌泄为阴。

病胁下素有痞，连在脐旁，痛引少腹，入阴筋者，此名脏结，死。

素有宿昔之积，结于胁下为痞。今因伤寒，邪气入里，与宿积相助，使脏之真气结而不通，致连在脐傍，痛引少腹，入阴筋而死。

伤寒病若吐若下后，七八日不解，热结在里，表里俱热，时时恶风，大渴，舌上干燥而烦，欲饮水数升者，白虎加人参汤主之。

若吐若下后，七八日，则当解，复不解，而热结在里。表热者，身热也，里热者，内热也。本因吐下后，邪气乘虚内陷，为结热。若无表热，而纯为里热，则邪热结而为实。此以表热未罢，时时恶风，若邪气纯在表，则恶风无时，若邪气纯在里，则更不恶风。以时时恶风，知表里俱有热也。邪热结而为实者，则无大渴，邪热散漫则渴。今虽热结在里，表里俱热，未为结实。邪气散漫，熏蒸焦隔，故大渴，舌上干燥而烦，欲饮水数升，与白虎加人参汤散热生津。

伤寒无大热，口燥渴，心烦，背微恶寒者，白虎加人参汤主之。

无大热者，为身无大热也。口燥渴心烦者，当作阳明病。然以背微恶寒，为表未全罢，所以属太阳也。背为阳，背恶寒，口中和者，少阴病也，当与附子汤。今口燥而渴。背虽恶寒，此里也，则恶寒亦不至甚，故云微恶寒，与白虎汤，和表散热，加人参，止渴生津。

吴氏①云：石膏辛寒，解足阳明经本热。蒸蒸发热，潮热，表里皆热，舌燥烦渴之圣药也。且时时者，时或恶风而不常也。背上恶者，但觉微恶而不甚也。所有盛热燥渴而用，则无疑矣。若夫表证恶寒，当在背上，恶寒而不燥渴者，切不可用。

伤寒脉浮，发热无汗，其表不解者，不可与白虎汤。渴欲饮水，无表证者，白虎加人参汤主之。

伤寒脉浮，发热无汗，其表不解，不渴者，宜麻黄汤。渴者宜五苓散，非白虎所宜。大渴欲水，无表证者，乃可与白虎加人参汤以散里热。临病之工，大宜精别。

太阳少阳并病，心下硬，颈项强而眩者，当刺大椎、肺俞、肝俞②，慎勿下之。

心下硬而眩者，少阳也，颈项强者，太阳也，刺大椎、肺俞以泻太阳之邪，而以太阳脉下项侠脊故尔。肝俞以泻少阳之邪，以胆为肝之腑故尔。太阳为在表，少阳为在里，明是半表半里证。前第八证云不可发汗，发汗则谵

---

① 吴氏：指吴绶。元代医家。撰《伤寒蕴要全书》。
② 肝俞：原脱，据《伤寒论·辨太阳病脉证并治下》补。

语，是发汗攻太阳之邪，少阳之邪，益甚于胃，以发谵语。此云慎勿下之，攻少阳之邪，太阳之邪乘虚入里，必作结胸。经曰：太阳少阳并病，而反下之，成结胸。

太阳与少阳合病，自下利者，与黄芩汤。若呕者，黄芩加半夏生姜汤主之。

太阳阳明合病，自下利，为在表，当与葛根汤发汗。阳明少阳合病，自下利，为在里，可与承气汤下之。此太阳少阳合病，自下利，为在半表半里，非汗下所宜，故与黄芩汤以和解半表半里之邪。呕者，胃气逆也，故加半夏、生姜以散逆气。

黄芩汤方第六十六

黄芩三两，味苦寒　甘草二两，炙，味甘平　芍药二两，味酸平　大枣十二枚，擘，味甘温

上四味，以水一斗，煮取三升，去滓，温服一升，日再，夜一服。若呕者，加半夏半升，生姜三两。

虚而不实者，苦以坚之，酸以收之，黄芩、芍药之苦酸以坚敛肠胃之气。弱而不足者，甘以补之，甘草、大枣之甘以补固肠胃之弱。

黄芩加半夏生姜汤方第六十七

于黄芩汤方内，加半夏半升，生姜一两半，余依黄芩汤法服。

伤寒胸中有热，胃中有邪气，腹中痛，欲呕吐者，黄

连汤主之。

湿家下后，舌上如苔者，以丹田有热，胸中有寒，是邪气入里，而为下热上寒也。此伤寒邪气传里，而为下寒上热也。胃中有邪气，使阴阳不交，阴不得升，而独治于下，为下寒，腹中痛。阳不得降，而独治于上，为胸中热，欲呕吐，与黄连汤，升降阴阳之气。

黄连汤方第六十八

黄连味苦寒　甘草炙，味甘平　干姜味辛热　桂枝去皮，味辛热　各三两　人参二两，味甘温半夏半升，洗，味辛温　大枣十二枚，擘，味甘温

上七味，以水一斗，煮取六升，去滓，温服一升，日三服，夜二服。

上热者，泄之以苦，黄连之苦以降阳；下寒者，散之以辛，桂姜半夏之辛以升阴。脾欲缓，急食甘以缓之，人参、甘草、大枣之甘以益胃。

伤寒八九日，风湿相搏，身体疼烦，不能自转侧，不呕不渴，脉浮虚而涩者，桂枝附子汤主之。

伤寒与中风家，至七八日①再经之时，则邪气多在里，身必不苦疼痛。今日数多，复身体疼烦，不能自转侧者，风湿相搏也。烦者，风也，身疼不能自转侧者，湿也。经曰：风则浮虚。《脉经》曰：脉来涩者，为病寒湿也。不

---

① 日：原作"目"，据仲景全书本改。

张卿子伤寒论

一七二

呕不渴，里无邪也。脉得浮虚而涩，身有疼烦，知风湿但在经也，与桂枝附子汤以散表中风湿。

若其人大便硬，小便自利者，去桂枝加白术汤主之。

桂发汗走津液，此小便利，大便硬，为津液不足，去桂加术。

桂枝附子汤方第六十九

桂枝四两，去皮，味辛热　附子三枚，炮，去皮，破八片，辛热　生姜三两，切，味辛温　甘草二两，炙，味甘温　大枣十二枚，擘，味甘温

上五味，以水六升，煮取二升，去滓，分温三服。

风在表者，散以桂枝、甘草之辛甘。湿在经者，逐以附子之辛热。姜枣辛甘，行荣卫，通津液，以和表也。

风湿相搏，骨节烦疼，掣痛不得屈伸，近之则痛剧，汗出短气，小便不利，恶风，不欲去衣，或身微肿者，甘草附子汤主之。

风则伤卫，湿流关节，风湿相搏，两邪乱经，故骨节疼烦，掣痛不得屈伸，近之则痛剧也。风胜则卫气不固，汗出短气，恶风不欲去衣，为风在表。湿胜则水气不行，小便不利，或身微肿，为湿外薄也，与甘草附子汤散湿固卫气。

甘草附子汤方第七十

甘草二两，炙，味甘平　附子二枚，炮，去皮，破，味辛热　白术二两，味甘温　桂枝四两，去皮，味辛热

上四味，以水六升，煮取三升，去滓，温服一升，日三服，初服得微汗则解，能食 汗出复烦者，服五合，恐一升多者，宜服六七合者为妙。

桂枝、甘草之辛甘发散风邪而固卫，附子、白术之辛甘解湿气而温经。

《活人》云：身肿者，加防风一两，悸气，小便不利者，加白茯苓一两半。

伤寒脉浮滑，此表有热里有寒，白虎汤主之。

浮为在表，滑为在里，表有热，外有热也。里有寒，有邪气传里也，以邪未入腑，故止言寒，如瓜蒂散证，云胸上有寒者是矣，与白虎汤，以解内外之邪。

白虎汤方第七十一

知母六两，味苦寒 石膏一斤，碎，味甘寒 甘草二两，味甘平 粳米六合，味甘平

上四味，以水一斗，煮米熟，汤成，去滓，温服一升，日三服。

《内经》曰：热淫所胜，佐以苦甘。知母、石膏之苦甘以散热，热则伤气，甘以缓之，甘草、粳米之甘以益气。

成氏云：白虎，西方金神也，应秋而归肺。热甚于内者以寒下之，热甚于外者，以凉解之，其有中外俱热，内不得泄，外不得发，非是汤则不能解暑喝之气，得秋而止，故曰处暑，是汤以白虎名，谓能止热也。

李东垣云：身以前，胃之经也。胸胃，肺之室也。邪在阳明，肺受火制，故用辛寒以清肺，所以号为白虎也。

王三阳云：经文寒字，当邪字解，亦热也。

伤寒脉结代，心动悸，炙甘草汤主之。

结代之脉，动而中止，能自还者，名曰结，不能自还者，名曰代，由血气虚衰，不能相续也，心中悸动，知真气内虚也，与炙甘草汤，益虚补血气而复脉。

炙甘草汤方第七十二

甘草四两，炙，味甘平　生姜三两，切，味辛温　桂枝三两，去皮，味辛热　人参二两，味甘温　生地黄一斤，味甘寒　阿胶二两，味温甘　麦门冬半升，去心，味甘平　麻子仁半升，味甘平　大枣十二枚，擘，味甘温

上九味，以清酒七升，水八升，先煮八味，取三升，去滓，内胶烊消尽，温服一升，日三服，一名复脉汤。

补可以去弱，人参、甘草、大枣之甘以补不足之气，桂枝、生姜之辛以益正气。《圣济经》曰：津液耗散为枯，五脏痿弱，荣卫涸，流剂所以润之。麻仁、阿胶、麦门冬、地黄之甘润经益血，复脉通心也。

脉按之来缓，而时一止复来者，名曰结。又脉来动而中止，更来小数，中有还者反动，名曰结，阴也。脉来动而中止，不能自还，因而复动，名曰代，阴也，得此脉者，必难治。

结代之脉，一为邪气留结，一为真气虚衰。脉来动而

中止，若能自还，更来小数，止是邪气留结，名曰结阴。若动而中止，不能自还，因其呼吸，阴阳相引，复动者，是真气衰极，名曰代阴，为难治之脉。经曰：脉结者生，代者死。此之谓也。

卷 五

辨阳明病脉证并治第八

问曰：病有太阳阳明，有正阳阳明，有少阳阳明，何谓也？答曰：太阳阳明者，脾约是也。

阳明，胃也。邪自太阳经传之入腑者，谓之太阳阳明。经曰：太阳病，若吐、若下、若发汗后，微烦，小便数，大便因硬者，与小承气汤，即是太阳阳明，脾约病也。

正阳阳明者，胃家实是也。

邪自阳明经传入腑者，谓之正阳阳明。经曰：阳明病，脉迟，虽汗出，不恶寒，其身必重，短气，腹满而喘，有潮热者，外欲解，可攻里也。手足濈濈然汗出者，此大便已硬也，大承气汤主之，即是正阳阳明，胃家实也。

少阳阳明者，发汗，利小便已，胃中燥烦实，大便难是也。

邪自少阳经，传之入腑者，谓之少阳阳明。经曰：伤寒，脉弦细，头痛，发热者，属少阳。少阳不可发汗，发汗则谵语，此属胃，即是少阳阳明病也。

阳明之为病，胃家实也。

邪传入胃，热毒留结，则胃家为实。华佗曰：热毒入胃，要须下去之，不可留于胃中。是知邪在阳明，为胃家实也。

问曰：何缘得阳明病？答曰：太阳病，发汗，若下，若利小便，此亡津液，胃中干燥，因转属阳明，不更衣，内实，大便难者，此名阳明也。

本太阳病不解，因汗、利小便亡津液，胃中干燥，太阳之邪入腑，转属阳明。古人登厕必更衣，不更衣者，通为不大便。不更衣，则胃中物不得泄，故为内实。胃无津液，加之蓄热，大便则难，为阳明里实也。

问曰：阳明病外证云何？答曰：身热，汗自出，不恶寒，反恶热也。

阳明病，为邪入腑也。邪在表，则身热，汗出而恶寒。邪既入腑，则表证已罢，故不恶寒，但身热汗出而恶热也。

问曰：病有得之一日，不发热而恶寒者，何也？答曰：虽得之一日，恶寒将自罢，即自汗出而恶热也。

邪客在阳明，当发热而不恶寒。今得之一日，犹不发热而恶寒者，即邪未全入腑，尚带表邪，若表邪全入，则更无恶寒，必自汗出而恶热也。

问曰：恶寒何故自罢？答曰：阳明居中，土也，万物所归，无所复传，始虽恶寒，二日自止，此为阳明病也。

胃为水谷之海，主养四旁，四旁有病，皆能传入于胃，入胃，则更不复传，如太阳传之入胃，则更不传阳明。阳明病传之入胃，则更不传少阳，少阳病传之入胃，则更不传三阴。

本太阳初得病时，发其汗，汗先出不彻，因转属阳明也。

伤寒传经者，则一日太阳，二日阳明，此太阳传经，故曰转属阳明。

伤寒，发热无汗，呕不能食，而反汗出濈濈然者，是转属阳明也。

伤寒，发热无汗，呕不能食者，太阳受病也。若反汗出濈濈然者，太阳之邪转属阳明也。经曰：阳明病，法多汗。

伤寒三日，阳明脉大。

伤寒三日，邪传阳明之时，经曰：尺寸俱长者，阳明受病，当二三日发。阳明气血俱多，又邪并于经，是以脉大。

伤寒脉浮而缓，手足自温者，是为系在太阴，太阴者，身当发黄，若小便自利者，不能发黄，至七八日，大便硬者，为阳明病也。

浮为阳邪，缓为脾脉。伤寒脉浮缓，太阴客热。邪在三阳，则手足热；邪在三阴，则手足寒。今手足自温，是知系在太阴也。太阴，土也，为邪蒸之，则色见于外，当发身黄。小便自利者，热不内蓄，不能发黄。至七八日，大便硬者，即太阴之邪入腑，转属阳明也。

伤寒转系阳明者，其人濈然微汗出也。

伤寒则无汗，阳明法多汗，此以伤寒邪转系阳明，故濈然微汗出。

阳明中风，口苦咽干，腹满微喘，发热恶寒，脉浮而紧，若下之，则腹满小便难也。

脉浮在表，紧为里实，阳明中风，口苦咽干，腹满微喘者，热传于里也。发热恶寒者，表仍未解也。若下之，里邪虽去，表邪复入于里，又亡津液，故使腹满而小便难。

娄氏云：阳明宜下，先列在经与里虚不宜下者于前，仲景慎重之意可见。

阳明病，若能食，名中风。不能食，名中寒。

阳明病，以饮食别受风寒者，以胃为水谷之海，风为阳邪，阳杀谷，故中风者能食。寒为阴邪，阴邪不杀谷，故伤寒者不能食。

阳明病，若中寒，不能食，小便不利，手足濈然汗出，此欲作固瘕，必大便初硬后溏。所以然者，以胃中冷，水谷不别故也。

阳明中寒不能食者，寒不杀谷也。小便不利者，津液不化也。阳明病，法多汗，则周身汗出。此手足濈然而汗出，而身无汗者，阳明中寒也。固瘕者，寒气结积也。胃中寒甚，欲留结而为固瘕，则津液不得通行，而大便必硬者，若汗出，小便不利者，为实也，此以小便不利，水谷不别，虽大便初硬，后必溏也。

阳明病，欲食，小便反不利，大便自调，其人骨节疼，翕翕如有热状，奄然发狂，濈然汗出而解者，此水不胜谷气，与汗共并，脉紧则愈。

阳病客热，初传入胃，胃热，则消谷而欲食。阳明病，热为实者，则小便当数，大便当硬。今小便反不利，大便自调者，热气散漫，不为实也。欲食，则胃中谷多。《内经》曰：食入于阴，长气于阳。谷多则阳气胜，热消津液则水少。经曰：水入于经，其血乃成，水少，则阴血弱。《金匮要略》曰：阴气不通即骨疼。其人骨节疼者，阴气不足也。热甚于表者，翕翕发热。热甚于里者，蒸蒸发热。此热气散漫，不专著于表里，故翕翕如有热状。奄，忽也。忽然发狂者，阴不胜阳也。《内经》曰：阴不胜其阳者，则脉流薄疾，并乃狂。阳明蕴热为实者，须下之愈。热气散漫，不为实者，必待汗出而愈，故云濈然而汗出解也。水谷之等者，阴阳气平也，水不胜谷气，是阴不胜阳也。汗出，则阳气衰，脉紧，则阴气生，阴阳气平，两无偏胜，则愈，故云与汗共并，脉紧则愈。

阳明病，欲解时，从申至戌上。

四月为阳，土旺于申酉戌，向旺时，是为欲解。

阳明病，不能食，攻其热，必哕，所以然者，胃中虚冷故也，以其人本虚，故攻其热必哕。

不能食，胃中本寒，攻其热，复虚其胃，虚寒相搏，故令哕也。经曰：关脉弱，胃气虚，有热不可大攻之，热去则寒起，此之谓也。

阳明病，脉迟，食难用饱，饱则微烦，头眩，必小便难，此欲作谷疸。虽下之，腹满如故，所以然者，脉迟故也。

阳明病，脉迟，则邪方入里，热未为实也。食入于阴，长气于阳，胃中有热，食难用饱。饱则微烦而头眩者，谷气与热气相搏也，两热相合，消搏津液，必小便难。利者，不能发黄，言热得泄也。小便不利，则热不得泄，身必发黄。疸，黄也。以其发于谷气之热，故名谷疸。热实者，下之则愈。脉迟为热气未实，虽下之，腹满亦不减也。经曰：脉迟尚未可攻。

张卿子云：此条同愈后损谷则愈症，由胃虚食郁致热，故曰谷疸。成注先云胃中有热，食难用饱，则与脉迟故也句似失之。

阳明病，法多汗，反无汗，其身如虫行皮中状者，此以久虚故也。

胃为津液之府，气虚津液少，病则反无汗。胃候身之肌肉，其身如虫行皮中者，知胃气久虚也。

阳明病，反无汗，而小便利，二三日呕而咳，手足厥者，必苦头痛。若不咳不呕，手足不厥者，头不痛。

阳明病法多汗，反无汗而小便利者，阳明伤寒而寒气内攻也。至二三日呕咳而支厥者，寒邪发于外也，必苦头痛。若不咳不呕，手足不厥者，是寒邪但攻里而不外发，其头亦不痛也。

阳明病，但头眩，不恶寒，故能食而咳，其人必咽痛，若不咳者，咽不痛。

阳明病，身不重痛，但头眩而不恶寒者，阳明中风而风气内攻也。经曰：阳明病，若能食，名中风。风邪攻胃，胃气上逆则咳。咽门者，胃之系，咳甚则咽伤，故必咽痛。若胃气不逆，则不咳，其咽亦不痛也。

阳明病，无汗，小便不利，心中懊侬者，身必发黄。

阳明病，无汗而小便不利者，热蕴于内而不得越。心中懊侬者，热气郁蒸，欲发于外而为黄也。

阳明病，被火，额上微汗出，小便不利者，必发黄。

阳明病，则为内热。被火，则火热相合而甚。若遍身汗出而小便利者，热得泄越不能发黄。今额上微汗出，而小便不利，则热不得越，郁蒸于胃，必发黄也。

阳明病，脉浮而紧者，必潮热，发作有时，但浮者，必盗汗出。

浮为在经，紧者里实，脉浮而紧者，表热里实也，必潮热，发作有时。若脉但浮而不紧者，止是表热也，必盗汗出。盗汗者，睡而汗出也。阳明病，里热者自汗，表热者盗汗。

阳明病，口燥，但欲漱水不欲咽者，此必衄。

阳明之脉起于鼻，络于口。阳明里热，则渴欲饮水，此口燥，但欲漱水不欲咽者，是热在经而里无热也。阳明气血俱多，经中热甚，迫血妄行，必作衄也。

阳明病，本自汗出，医更重发汗，病已瘥，尚微烦，不了了者，此大便必硬故也。以亡津液，胃中干燥，故令大便硬。当问其小便日几行，若本小便日三四行，今日再行，故知大便不久出。今为小便数少，以津液当还入胃中，故知不久必大便也。

先亡津液，使大便硬，小便数少，津液分别，大便必自下也。

伤寒呕多，虽有阳明证，不可攻之。

呕者，热在上焦，未全入腑，故不可下。

阳明病，心下硬满者，不可攻之，攻之，利遂不止者死，利止者愈。

阳明病，腹满者，为邪气入腑，可下之。心下硬满，则邪气尚浅，未全入腑，不可便下之。得利止者，为邪气去，正气安，正气安则愈。若因下利不止者，为正气脱而死。

阳明病，面合赤色，不可攻之，必发热色黄，小便不利也。

合，通也。阳明病，面色通赤者，热在经也，不可下之，下之，虚其胃气，耗其津液。经中之热，乘虚入胃，必发热，色黄，小便不利也。

阳明病，不吐不下，心烦者，可与调胃承气汤。

吐后心烦，谓之内烦。下后心烦，谓之虚烦。今阳明病，不吐不下，心烦，则是胃有郁热也，与调胃承气汤，以下郁热。

阳明病，脉迟，虽汗出不恶寒者，其身必重。短气腹满而喘，有潮热者，此外欲解，可攻里也。手足濈然而汗出者，此大便已硬也，大承气汤主之。若汗多微发热恶寒者，外未解也，其热不潮，未可与承气汤。若腹大满不通者，可与小承气汤微和胃气，勿令大泄下。

阳明病，脉迟，若汗出多，微发热恶寒者，表未解也。若脉迟，虽汗出而不恶寒者，表证罢也。身重短气，腹满而喘，有潮热者，热入腑也。四肢，诸阳之本，津液足，为热烝之，则周身汗出。津液不足，为热烝之，其手足濈然而汗出，知大便已硬也，与大承气汤，以下胃热。经曰：潮热者实也。其热不潮，是热未成实，故不可便与大承气汤，虽有腹大满不通之急，亦不可与大承气汤，与小承气汤微和胃气。

大承气汤方第七十三

大黄四两，苦寒，酒洗　厚朴半斤，苦温，炙，去皮　枳实五枚，味苦寒，炙　芒硝三合，味咸寒

上四味，以水一斗，先煮二物，取五升，去滓，内大黄，煮取二升，去滓，内芒硝，更上火，微一两沸，分温再服，得下，余勿服。

《内经》曰：燥淫所胜，以苦下之。大黄、枳实之苦以润燥除热。又曰：燥淫于内，治以苦温。厚朴之苦，下结燥。又曰：热淫所胜，治以咸寒。芒硝之咸，以攻蕴热。

王海藏云：厚朴去痞，枳实泄满，芒硝软坚，大黄泄实。必痞满燥实四证全者，方可用之。

张卿子云：乾阳亢极于上，而曰有悔。悔字，即阴承于下，五行家所谓阴生于午，坤象所谓顺承天，亢害承制之义爽然。此汤不曰制火，不曰生阴，曰承气，仲景真法天而为方者也。

小承气汤方第七十四

大黄四两　厚朴二两，炙，去皮　枳实三枚大者，炙

以上三味，以水四升，煮取一升二合，去滓，分温二服。初服汤，当更衣，不尔者，尽饮之，若更衣者，勿服之。

大热结实者，与大承气汤，小热微结者，与小承气汤。以热不大甚，故于大承气汤去芒硝，又以结不至坚，故亦减厚朴、枳实也。

吴氏云：或问承气汤，仲景有大小调胃之名，何也？伤寒传变入里，邪热与糟粕蕴而为实。实则潮热，谵语，手心濈濈汗出者，此燥屎所为也。如人壮，大热大实者，宜大承气汤下之。小热小实者，与小承气汤下之。又热结不坚满者，故减去厚朴、枳实，加甘草而和缓之，故曰调

胃承气也。若病大而以小承气攻之，则邪气不伏。病小而以大承气攻之，则过伤正气。且不及还可再攻，过则不能复救，可不慎哉！

阳明病，潮热，大便微硬者，可与大承气汤，不硬者，不与之。若不大便六七日，恐有燥屎，欲知之法，少与小承气汤。汤入腹中，转矢气者，此有燥屎，乃可攻之。若不转矢气者，此但初头硬，后必溏，不可攻之，攻之，必胀满不能食也。欲饮水者，与水则哕，其后发热者，必大便复硬而少也，以小承气汤和之。不转矢气者，慎不可攻也。

潮热者实，得大便微硬者，便可攻之。若便不硬者，则热未成实，微有潮热，亦未可攻。若不大便六七日，恐有燥屎，当先与小承气汤渍之。如有燥屎，小承气汤药势缓，不能宣泄，必转气下矢。若不转矢气，是胃中无燥屎，但肠间少硬尔，止初头硬，后必溏，攻之则虚其胃气，致腹胀满不能食也。胃中干燥，则欲饮水，水入胃中，虚寒相搏，气逆则哕。其后却发热者，则热气乘虚，还复聚于胃中，胃燥得热，必大便复硬，而少与小承气汤，微利以和之。故重云不转矢气不可攻，慎之至也。

夫实则谵语，虚则郑声，郑声，重语也。

《内经》曰：邪气盛则实，精气夺则虚。谵语由邪气盛而神识昏也，郑声由精气夺而声不全也。谵语者，言语不次也，郑声者，郑音不正也。《论语》云：恶郑声之乱雅乐。又云：放郑声，远佞人，郑声淫，佞人殆。言郑声不正也。今新瘥气虚，人声转者，是所谓重语者也，若声重亦声转之。

王宇泰云：谵语者，谓乱言无次，数数更端也。郑声者，谓郑重频烦也，只将一句旧言，重叠频言之，终日殷勤，不换他声也。盖神有余，则能机变而乱语，数数更端。神不足，则无机变而只守一声也。成氏谓郑卫之声非是。

娄氏云：谵语者，气虚独语也。《素问》云：脱阳者见鬼。余用参芪温补，活者数百十人，不可概以谵语为实。

直视谵语，喘满者死，下利者亦死。

直视谵语，邪胜也，喘满为气上脱，下利为气下脱，是皆主死。

发汗多，若重发汗者，亡其阳，谵语，脉短者死，脉自和者不死。

亡阳，胃燥谵语者，脉短，津液已绝，不可复治，脉自和，为正气未衰而犹可生也。

伤寒，若吐若下后，不解，不大便五六日，上至十余日，日晡所发潮热，不恶寒，独语如见鬼状。若剧者，发则不识人，循衣摸床，惕而不安，微喘直视，脉弦者生，涩者死。微者，但发热谵语者，大承气汤主之。若一服利，止后服。

若吐若下，皆伤胃气。不大便五六日，上至十余日者，亡津液，胃气虚，邪热内结也。阳明王于申酉戌，日晡所发潮热者，阳明热甚也。不恶寒者，表证罢也。独语如见鬼状者，阳明内实也，以为热气有余。若剧者，是热气甚大也，热大甚于内，昏冒正气，使不识人。至于循衣摸床，惕而不安，微喘直视，伤寒阳胜而阴绝者死，阴胜而阳绝者死，热剧者为阳胜，脉弦为阴有余，涩为阴不足，阳热虽剧，脉弦，知阴未绝而犹可生。脉涩，则绝阴，故不可治。其邪热微而未至于剧者，但发热谵语，可与大承气汤以下胃中热。经曰：凡服下药，中病即止，不必尽剂。此以热未剧，故云若一服利，则止后服。

阳明病，其人多汗，以津液外出，胃中燥，大便必硬，硬则谵语，小承气汤主之。若一服谵语止，更莫复服。

亡津液，胃燥，大便硬而谵语，虽无大热内结，亦须与小承气汤和其胃气。得一服谵语止，则胃燥以润，更莫复与承气汤，以本无实热故也。

阳明病，谵语，发潮热，脉滑而疾者，小承气汤主之，因与承气汤一升，腹中转矢气者，更服一升。若不转矢气，勿更与之。明日不大便，脉反微涩者，里虚也，为难治，不可更与承气汤也。

阳明病，谵语，发潮热，若脉沉实者，内实者也，则可下。若脉滑疾，为里热未实，则未可下，先与小承气汤和之。汤入腹中，得矢气者，中有燥屎，可更与小承气汤一升以除之。若不转矢气者，是无燥屎，不可更与小承气汤。至明日邪气传时，脉得沉实紧牢之类，是里实也。反得微涩者，里气大虚也。若大便利后，脉微涩者，止为里虚而犹可。此不曾大便，脉反微涩，是正气内衰，为邪气所胜，故云难治。

阳明病，谵语有潮热，反不能食者，胃中必有燥屎五六枚也。若能食者，但硬尔，宜大承气汤下之。

谵语、潮热为胃热，当消谷引食，反不能食者，胃中有燥屎而胃中实也。若能食者，胃中虚热，虽硬不得为有燥屎。杂病，虚为不欲食，实为欲食。伤寒则胃实热甚者不能食，胃中虚热甚者能食，与杂病为异也。大承气汤，以下燥屎，逐结热。

阳明病，下血谵语者，此为热入血室，但头汗出者，刺期门，随其实而泻之，濈然汗出则愈。

阳明病，热入血室，迫血下行，使下血谵语。阳明病法多汗，以夺血者无汗，故但头汗出也。刺期门以散血室之热也，随其实而泻之，以除阳明之邪热，散邪除热，荣卫得通，津液得复，濈然汗出而解。

王三阳云：此男子亦有之，不比太阳少阳证也，热邪入腑中，故迫血下行，亦刺期门者，期门，肝之募，肝主血，刺之以泻实也。

汗出谵语者，以有燥屎在胃中，此为风也，须下之。

过经乃可下之，下之若早，语言必乱，以表虚里实故也。下之则愈，宜大承气汤。

胃中有燥屎则谵语，以汗出为表未罢，故云风也。燥屎在胃则当下，以表未和则未可下，须过太阳经，无表证乃可下之，若下之早，燥屎虽除，则表邪乘虚复陷于里，为表虚里实，胃虚热甚，语言必乱，与大承气汤，却下胃中邪热则止。

王三阳云：阳明多汗，况有谵语，故又当下。但风家有汗，恐汗出则表未罢，故须过经可下。若早，燥屎虽除，表邪乘虚复陷，又将为表虚里实矣。下之则愈二句，又申明乃可下之一句耳。

伤寒四五日，脉沉而喘满，沉为在里，而反发其汗，津液越出，大便为难，表虚里实，久则谵语。

邪气入内之时，得脉沉而喘满，里证具也，则当下之。反发其汗，令津液越出，胃中干燥，大便必难。久则屎燥胃实，必发谵语。

三阳合病，腹满身重，难以转侧，口不仁而面垢，谵语遗尿，发汗则谵语，下之则额上生汗，手足逆冷，若自汗出者，白虎汤主之。

腹满身重，难以反侧，口不仁，谵语者，阳明也。《针经》曰：少阳病甚则面微尘。此面垢者，少阳也。遗尿者，太阳也。三者以阳明证多，故出阳明篇中。三阳合病，为表里有邪，若发汗攻表，则燥热益甚，必愈。谵语，若下之攻里，表热乘虚内陷，必额上汗出，手足逆冷。其自汗出者，三阳经热甚也。《内经》曰：热则腠理开，荣卫通，汗大泄。与白虎汤，以解内外之热。

二阳并病，太阳证罢，但发潮热，手足漐漐汗出，大便难而谵语者，下之则愈，宜大承气汤。

本太阳病，并于阳明，名曰并病。太阳证罢，是无表证，但发潮热，是热并阳明，一身汗出为热越，今手足漐漐汗出，是热聚于胃也，必大便难而谵语。经曰：手足漐然而汗出者，必大便已硬也，与大承气汤，以下胃中实热。

阳明病，脉浮而紧，咽燥口苦，腹满而喘，发热汗出，不恶寒，反恶热，身重。若发汗则燥，心愦愦^①，反谵语。若加烧针，必怵惕烦躁不得眠。若下之，则胃中空虚，客气动膈，心中懊憹，舌上苔者，栀子豉汤主之。

脉浮发热，为邪在表。咽燥口苦，为热在经。脉紧，腹满而喘，汗出，不恶寒，反恶热，身重，为邪在里。此表里俱有邪，犹当双解之。若发汗攻表，表热虽除，而内热益甚，故燥而愦愦，反谵语。愦愦者，心乱。经曰：荣气微者，加烧针，则血不行，更发热而躁烦，此表里有热。若加烧针，则损动阴气，故怵惕烦躁不得眠也。若下之，里热虽去，则胃中空虚，表中客邪之气，乘虚陷于上

---

① 愦愦：糊涂，混乱。

焦，烦动于膈，使心中懊恼而不了了也。舌上苔黄者，热气客于胃中。舌上苔白，知热气客于胸中，与栀子豉汤。以吐胸中之邪。

娄氏云：栀子豉汤，专指下后心中懊恼者设。

若渴欲饮水，口干舌燥者，白虎加人参汤主之。

若下后，邪热客于上焦者，为虚烦。此下后，邪热不客于上焦，而客于中焦者，是为干燥烦渴，与白虎加人参汤散热润燥。

若脉浮，发热，渴欲饮水，小便不利者，猪苓汤主之。

此下后，客热客于下焦者也。邪气自表入里，客于下焦，三焦俱带热也。脉浮发热者，上焦热也。渴欲饮水者，中焦热也。小便不利者，邪客下焦，津液不得下通也，与猪苓汤利小便，以泻下焦之热也。

张兼善云：脉浮发热，上焦也。渴欲饮水，中焦也。小便不利，下焦也，津液不得下通也。但邪热客于下焦，则津液亦不得上升，故亦有作渴者。泻下焦之热，热不得阻塞中焦，肺与膀胱，津液流通，而病自愈矣。

猪苓汤方第七十五

猪苓去皮，味甘平　茯苓味甘平　甘胶味甘平　滑石碎，味甘寒　泽泻味甘咸寒，各一两

上五味，以水四升，先煮四味，取二升，去滓，内下阿胶，烊消，温服七合，日三服。

甘甚而反淡，淡味渗泄为阳，猪苓、茯苓之甘，以行小便。咸味涌泄为阴，泽泻之咸，以泄伏水。滑利窍，阿胶、滑石之滑，以利水道。

阳明病，汗出多而渴者，不可与猪苓汤，以汗多胃中燥，猪苓汤复利其小便故也。

《针经》曰：水谷入于口，输于肠胃，其液别为五，天寒衣薄则为溺，天热衣厚则为汗，是汗溺一液也。汗多为津液外泄，胃中干燥，故不可与猪苓汤利小便也。

脉浮而迟，表热里寒，下利清谷者，四逆汤主之。

浮为表热，迟为里寒，下利清谷者，里寒甚也，与四逆汤，温里散寒。

若胃中虚冷，不能食者，饮水则哕。

哕者，咳逆是也。《千金》曰：咳逆者，哕逆之名。胃中虚冷，得水，则水寒相搏，胃气逆而哕。

脉浮发热，口干鼻燥，能食者，则衄。

脉浮发热，口干鼻燥者，热在经也。能食者，里和也。热甚于经，迫血为衄。胃中虚冷，阴胜也。水入于经，其血乃成。饮水者，助阴气，逆为哕。发热口干，阳胜也。食入于阴，长气于阳。能食者助阳，血妄为衄。三者，偏阴偏阳之疾也。

王三阳云：上二条，另是中阴腑之疾。此条以下，又是阳经传来之疾也。

阳明病，下之，其外有热，手足温，不结胸，心中懊

恼，饥不能食，但头汗出者，栀子豉汤主之。

表未罢而下者，应邪热内陷也。热内陷者，则外热而无手足温。今外有热而手足温者，热虽内陷，然而不深，故不作结胸也。心中懊恼，饥不能食者，热客胸中，为虚烦也。热自胸中薰蒸于上，故但头汗出，而身无汗，与栀子豉汤，以吐胸中之虚烦。

阳明病，发潮热，大便溏，小便自可，胸胁满不去者，小柴胡汤主之。

阳明病，潮热为胃实，大便硬而小便数。今大便溏，小便自可，则胃热未实，而水谷不别也。大便溏者，应气降而胸胁满去，今反不去者，邪气犹在半表半里之间，与小柴胡汤，以去表里之邪。

吴氏云：邪在半表半里，虽潮热，不得为里大实，故仍以半表半里治之，何也？便溏胁满故也。

阳明病，胁下硬满，不大便而呕，舌上白苔者，可与小柴胡汤，上焦得通，津液得下，胃气因和，身濈然而汗出解也。

阳明病，腹满不大便，舌上苔黄者，为邪热入腑，可下。若胁下硬满，虽不大便而呕，舌上白苔者，为邪未入腑，在表里之间，与小柴胡汤以和解之。上焦得通，则呕止，津液得下，则胃气因和，汗出而解。

吴氏云：且有胁下硬满在，柴胡证犹未除也。

阳明中风，脉弦浮大而短气，腹都满，胁下及心痛，

又按之气不通，鼻干，不得汗，嗜卧，一身及面目悉黄，小便难，有潮热，时时哕，耳前后肿，刺之小瘥。外不解，病过十日，脉续浮者，与小柴胡汤。脉但浮无余证者，与麻黄汤。若不尿，腹满加哕者，不治。

浮大为阳，风在表也；弦则为阴，风在里也。短气腹满，胁下及心痛，风热壅于腹中而不通也。若寒客于内而痛者，按之则寒气散而痛止。此以风热内壅，故虽久按而气亦不通。阳明病，鼻干，不得卧，自汗出者，邪在表也。此鼻干，不得汗而嗜卧者，风热内攻不干表也。一身面目悉黄，小便难，有潮热，时时哕者，风热攻于胃也。阳明之脉出大迎，循颊车，上耳前，过客主人。热胜则肿，此风热在经，故耳前后肿，刺之经气通，肿则小瘥。如此者，外证罢则可攻，若外证不解，虽过十日，脉续浮者，邪气犹在半表半里，与小柴胡汤以和解之。若其脉但浮而不弦大，无诸里证者，是邪但在表也，可与麻黄汤，以发其汗。若不尿，腹满加哕者，关格之疾也，故云不治。《难经》曰：关格者，不得尽其命而死。

阳明病，自汗出，若发汗，小便自利者，此为津液内竭，虽硬不可攻之，当须自欲大便，宜蜜煎导而通之。若土瓜根及与大猪胆汁，皆可为导。

津液内竭，肠胃干燥，大便因硬，此非结热，故不可攻，宜以药外治而导引之。

蜜煎导方第七十六

蜜七合，一味内铜器中，微火煎之，稍凝似饴状，搅之，勿令焦著，欲可丸。并手捻作挺，令头锐，大如指，长二寸许。当热时急作，冷则硬，以内谷道中，以手急抱，欲大便时乃去之。

猪胆汁方第七十七

大猪胆一枚，泻汁，和醋少许，以灌谷道中，如一食顷，当大便出。

阳明病，脉迟，汗出多，微恶寒者，表未解也，可发汗，宜桂枝汤。

阳明病，脉迟，汗出多，当责邪在里，以微恶寒，知表未解，与桂枝汤和表。

阳明病，脉浮，无汗而喘者，发汗则愈，宜麻黄汤。

阳明伤寒，表实脉浮，无汗而喘也，与麻黄汤以发汗。

阳明病，发热汗出，此为热越，不能发黄也。但头汗出，身无汗，剂颈而还，小便不利，渴引水浆者，此为瘀热在里，身必发黄，茵陈蒿①**汤主之。**

但头汗出，身无汗，剂颈而还者，热不得越也。小便不利，渴饮水浆者，热甚于胃，津液内竭也。胃为土而色黄，胃为热蒸则色夺于外，必发黄也，与茵陈汤，逐热

---

① 蒿：原脱，据《伤寒论·辨阳明病脉证并治》补。

退黄。

王三阳云：此与头汗出，小便不通难治条，当细辨之。

茵陈蒿汤方第七十八

茵陈蒿六两，味苦微寒　栀子十四枚，擘，苦寒　大黄二两，去皮，苦寒

上三味，以水一斗，先煮茵陈减六升，内二味，煮取三升，去滓，分温三服，小便当利，尿如皂角汁状，色正赤，一宿复减，黄从小便去也。

小热之气凉以和之，大热之气寒以取之。茵陈、栀子之苦寒以逐胃燥，宜下必以苦，宜补必以酸，大黄之苦寒以下瘀热。

阳明证，其人喜忘者，必有蓄血，所以然者，本有久瘀血，故令喜忘，屎虽硬，大便反易，其色必黑，宜抵当汤下之。

《内经》曰：血并于下，乱而喜忘。此下本有久瘀血，所以喜忘也。津液少，大便硬，以蓄血在内，屎虽硬，大便反易，其色黑也，与抵当汤，以下瘀血。

王海藏云：初便褐色者重，再便深褐色者愈重，三便黑色者为尤重。色变者，以其火燥也，如羊血在日色中，须臾变褐色，久则渐变而为黑色，即此意也。

阳明病，下之，心中懊侬而烦，胃中有燥屎者，可攻。腹微满，初头硬，后必溏，不可攻之。若有燥屎者，

宜大承气汤。

下后心中懊侬而烦者，虚烦也，当与栀子豉汤。若胃中有燥屎者，非虚烦也，可与大承气汤下之。其腹微满，初硬后溏，是无燥屎，此热不在胃而在上也，故不可攻。

病人不大便五六日，绕脐痛，烦躁，发作有时者，此有燥屎，故使不大便也。

不大便五六日者，则大便必结为燥屎也。胃中燥实，气不得下通，故绕脐痛，烦躁，发作有时也。

病人烦热，汗出则解，又如疟状，日晡所发热者，属阳明也。脉实者宜下之，脉浮虚者宜发汗。下之与大承气汤，发汗宜桂枝汤。

虽得阳明证，未可便为里实，审看脉候，以别内外。其脉实者，热已入腑为实，可与大承气汤下之。其脉浮虚者，是热未入腑，犹在表也，可与桂枝汤，发汗则愈。

大下后，六七日不大便，烦不解，腹满痛者，此有燥屎也。所以然者，本有宿食故也，宜大承气汤。

大下之后，则胃弱不能消，至六七日不大便，则宿食已结不消，故使烦热不解而腹满痛，是知有燥屎也，与大承气汤，以下除之。

娄氏云：此大下之后，又下之也，反用大承气者，以津液渐竭故也。须审虚实用之，不如栀子、枳实稳当。

病人小便不利，大便乍难乍易，时有微热，喘冒不能卧者，有燥屎也，宜大承气汤。

小便利，则大便硬。此以有燥屎，故小便不利，而大便乍难乍易。胃热者，发热，喘冒无时及嗜卧也，此燥屎在胃，故时有微热，喘冒不得卧也，与大承气汤，以下燥屎。

王三阳云：此证不宜妄动，必以手按之，大便有硬块，喘冒不能卧，方可攻之。何也？乍难乍易故也。

食谷欲呕者，属阳明也，吴茱萸汤主之，得汤反剧者，属上焦也。

上焦主内，胃为之市，食谷欲呕者，胃不受也，与吴茱萸汤，以温胃气，得汤反剧者，上焦不内也，以治上焦法治之。

吴茱萸汤方第七十九

吴茱萸一升，洗，味辛热　　人参三两，味甘温　　生姜六两，切，味辛温　　大枣十二枚，擘，味甘温

上四味，以水七升，煮取二升，去滓，温服七合，日三服。

《内经》曰：寒淫于内，治以甘热，佐以苦辛。吴茱萸、生姜之辛以温胃，人参、大枣之甘以缓脾。

娄氏云：得汤反剧者，火也，当用生姜、黄连治之。

太阳病，寸缓关浮尺弱，其人发热汗出，复恶寒，不呕，但心下痞者，此以医下之也。如其不下者，病人不恶寒而渴者，此转属阳明也。小便数者，大便必硬，不更衣十日，无所苦也。渴欲饮水，少少与之，但以法救之。渴

者，宜五苓散。

太阳病，脉阳浮阴弱，为邪在表。今寸缓关浮尺弱，邪气渐传里则发热汗出复恶寒者，表未解也。传经之邪入里，里不和者必呕。此不呕，但心下痞者，医下之早，邪气留于心下也。如其不下者，必渐不恶寒而渴，太阳之邪转属阳明也。若吐、若下、若发汗后，小便数，大便硬者，当与小承气汤和之。此不因吐下发汗后，小便数，大便硬，若是无满实，虽不更衣十日，无所苦也。候津液还入胃中，小便数少，大便必自出也。渴欲饮水者，少少与之，以润胃气。但审邪气所在，以法救之。如渴不止，与五苓散是也。

张兼善云：十日不更衣而不用攻伐，何也？曰：此非结热，乃津液不足。夫不便者，若有潮热谵语可下之证者，然后可以攻之。其不大便而无诸下证者，此津液不足，当须审慎，勿以日数久而辄为攻下也。

王三阳云：此处五苓散难用，不然，经文渴字上，当有缺文也。

脉阳微而汗出少者，为自和也。汗出多者，为太过。

脉阳微者，邪气少，汗出少者为适当，故自和。汗出多者，反损正气，是汗出太过也。

阳脉实，因发其汗，出多者，亦为太过。太过为阳绝于里，亡津液，大便因硬也。

阳脉实者，表热甚也。因发汗，热乘虚蒸，津液外泄，致汗出太过。汗出多者亡其阳，阳绝于里，肠胃干燥，大便因硬也。

脉浮而芤，浮为阳，芤为阴，浮芤相搏，胃气生热，其阳则绝。

浮芤相搏，阴阳不谐，胃气独治，郁而生热，消烁津液，其阳为绝。

趺阳脉浮而涩，浮则胃气强，涩则小便数，浮涩相搏，大便则难，其脾为约，麻仁丸主之。

趺阳者，脾胃之脉，诊浮为阳，知胃气强，涩为阴，知脾为约。约者，俭约之约，又约束之约。《内经》曰：饮入于胃，游溢精气，上输于脾，脾气散精，上归于肺，通调水道，下输于膀胱，水精四布，五经并行，是脾主为胃行其津液者也。今胃强脾弱，约束津液，不得四布，但输膀胱，致小便数，大便难，与脾约丸，通肠润燥。

麻仁丸方第八十

麻子仁二升，味甘平　芍药半升，味酸平　大黄一斤，去皮，味苦寒　厚朴一斤，炙，去皮，味苦寒　枳实半斤，炙，味苦寒　杏仁一斤，去皮尖，熬，别作脂，甘温

上六味为末，炼蜜为丸，桐子大，饮服十丸，日三服，渐加以和为度。

《内经》曰：脾欲缓，急食甘以缓之。麻子、杏仁之甘，缓脾而润燥。津液不足，以酸收之。芍药之酸，以敛津液。肠燥胃强，以苦泄之。枳实、厚朴、大黄之苦，下

燥结而泄胃强也。

太阳病，三日，发汗不解，蒸蒸发热者，属胃也，调胃承气汤主①之。

蒸蒸者，如热薰蒸，言甚热也。太阳病三日，发汗不解，则表邪已罢，蒸蒸发热，胃热为甚，与调胃承气汤下胃热。

伤寒吐后，腹胀满者，与调胃承气汤。

《内经》曰：诸胀腹大，皆属于热。热在上焦则吐，吐后不解，复腹胀满者，邪热入胃也，与调胃承气汤下胃热。

太阳病，若吐若下若发汗，微烦，小便数，大便因硬者，与小承气汤和之愈。

吐下发汗，皆损津液，表邪乘虚传里，大烦者，邪在表也，微烦者，邪入里也。小便数，大便因硬者，其脾为约也，小承气汤和之愈。

得病二三日，脉弱，无太阳柴胡证，烦躁，心下硬，至四五日，虽能食，以小承气汤，少少与微和之，令小安，至六日，与承气汤一升，若不大便六七日，小便少者，虽不能食，但初头硬，后必溏，未定成硬，攻之必溏，须小便利，屎定硬，乃可攻之，宜大承气汤。

《针经》曰：脉软者，病将下。弱为阴脉，当责邪在

---

① 主：原作"汗"，据仲景全书本改。

里。得病二三日，脉弱，是日数虽浅，而邪气已入里也。无太阳证，为表证已罢。无柴胡证，为无半表半里之证。烦躁，心下硬者，邪气内甚也。胃实热甚，则不能食。胃虚热甚，至四五日虽能食，亦当与小承气汤微和之。至六日则热甚，与大承气汤一升。若不大便六七日，小便多者，为津液内竭，大便必硬，则可下之。小便少者，则胃中水谷不别，必初硬后溏。虽不能食，为胃实，以小便少，则未定成硬，亦不可攻。须小便利，屎定硬，乃可攻之。

伤寒六七日，目中不了了，睛不和，无表里证，大便难，身微热者，此为实也，急下之，宜大承气汤。

《内经》曰：诸脉者，皆属于目。伤寒六七日，邪气入里之时，目中不了了，睛不和者，邪热内甚，上熏于目也。无表里证，大便难者，里实也。身大热者，表热也。身微热者，里热也。《针经》曰：热病目不明，热不已者死。此目中不了了，睛不和，则证近危恶也，须急与大承气汤下之。

阳明，发热汗多者，急下之，宜大承气汤。

邪热入腑，外发热汗多者，热迫津液将竭，急与大承气汤，以下其腑热。

发汗不解，腹满痛者，急下之，宜大承气汤。

发汗不解，邪热传入腑，而成腹满痛者，传之迅也，是须急下之。

腹满不减，减不足言，当下之，宜大承气汤。

腹满不减，邪气实也。经曰：大满大实，自可除下之。大承气汤下其满实。若腹满时减，非内实也，则不可下。《金匮要略》曰：腹满时减，复如故，此为寒，当与温药。是减不足言也。

阳明少阳合病，必下利，其脉不负者，顺也，负者失也，互相克贼，名为负也。脉滑而数者，有宿食也，当下之，宜大承气汤。

阳明土，少阳木，二经合病，气不相和，则必下利。少阳脉不胜，阳明不负，是不相克，为顺也。若少阳脉胜，阳明脉负者，是鬼贼相克，为正气失也。《脉经》曰：脉滑者，为病食也。又曰：滑数则胃气实。下利者，脉当微，厥冷，脉滑数，知胃有宿食，与大承气汤，以下除之。

病人无表里证，发热七八日，虽脉浮数者，可下之。假令已下，脉数不解，合热则消谷善饥，至六七日不大便者，有瘀血，宜抵当汤。

七八日，邪入腑之时，病人无表里证，但发热，虽脉浮数，亦可与大承气汤下之。浮为热客于气，数为热客于血。下之邪热去，而浮数之脉俱当解。若下后数脉去，而脉但浮，则是荣血间热并于卫气间也，当为邪气独留，心中则饥，邪热不杀谷，潮热发渴之证。此下之后，浮脉去而数不解，则是卫气间热合于荣血间也。热气合并，迫血下行，胃虚协热，消谷善饥。血至下焦，若大便利者，下血乃愈。若六七日不大便，则血不得行，蓄积于下为瘀血，与抵当汤以下去之。

张兼善云：攻下之法，须外无表证，里有下证，然后可攻。上言无表里证，况脉更浮数，何故言可下之？曰：此非风寒之所病，是由内伤而致然也。若外不恶寒，里无谵语，但七八日发热，消烁津液，乃阳盛阴虚之时，苟不攻之，其热不已而变生焉，故不待沉实而攻之。

许叔微云：凡伤寒当下之证，皆从太阳阳明在经之邪而入于腑，故下之。今不言阳明病，而止云病人无表里证，此非自表之里而病也。但为可下，故编入阳明篇中。

若脉数不解，而下不止，必协热而便脓血也。

下后脉数不解，而不大便者，是热不得泄，蓄血于下，为瘀血也。若下后脉数不解，而下利不止者，为热得下泄，迫血下行，必便脓血。

伤寒发汗已，身目为黄，所以然者，以寒湿在里不解故也。以为不可下也，于寒湿中求之。

《金匮要略》曰：黄家所起，从湿得之。汗出热去，则不能发黄。发汗已，身目为黄者，风气去，湿气在也。脾恶湿，湿气内著，脾色外夺者，身目为黄。若瘀血在里发黄者，则可下。此以寒湿在里，故不可下，当从寒湿法治之。

伤寒七八日，身黄如橘子色，小便不利，腹微满者，

茵陈蒿汤主之。

当热甚之时，身黄如橘子色，是热毒发泄于外。《内经》曰：膀胱者，津液藏焉，气化则能出。小便不利，小腹满者，热气甚于外而津液不得下行也，与茵陈汤利小便退黄逐热。

王海藏云：熏黄，湿病也，一身尽痛。橘子黄，黄病也，一身不痛。

唐不岩云：熏黄，阴黄也，橘子黄，阳黄也。

伤寒身黄发热者，栀子柏皮汤主之。

伤寒身黄，胃有瘀热，当须下去之。此以发热为热未实，与栀子柏皮汤解散之。

栀子柏皮汤方第八十一

栀子一十五个，味苦寒　甘草一两，味甘平　黄柏二两

上三味，以水四升，煮取一升半，去滓，分温再服。

伤寒瘀热在里，身必发黄，麻黄连翘赤小豆汤主之。

湿热相交，民多病瘅①。瘅，黄也。伤寒为寒湿在表，发黄为瘀热在里，与麻黄连翘赤小豆汤，除热散湿。

麻黄连翘赤小豆汤方第八十二

麻黄二两，去节，味甘温　赤小豆一升，味甘平　连翘二两，连翘根也，苦寒　杏仁四十个，去皮尖，甘温　大枣十二枚，

---

① 瘅（dàn 弹）：通"疸"。黄疸病。《山海经·西山经》："冀望之山有兽焉，……服之已瘅。"

味甘温　生梓白皮一升，苦寒　生姜二两，切，味辛温　甘草一两，炙，味甘平

　　以上八味，以潦水①一斗，先煮麻黄，再沸，去上沫，内诸药，煮取三升，分温三服，半日则尽。

　　《内经》曰：湿上甚而热，治以甘温，佐以甘平，以汗为故，正此之谓也。又煎用潦水者，亦取其水味薄，则不助湿气。

　　娄氏云：栀子柏皮汤、麻黄连翘赤小豆汤治身黄，小便利而身不疼者，海藏所谓干黄是也。桂枝附子汤、去桂加白术汤治身黄，小便利而一身尽痛者，《活人》所谓中湿是也。

辨少阳病脉证并治第九

少阳之病，口苦，咽干，目眩也。

　　足少阳，胆经也。《内经》曰：有病口苦者，名曰胆瘅。《甲乙经》曰：胆者，中精之腑，五脏取决于胆，咽为之使。少阳之脉，起于目锐眦。少阳受邪，故口苦、咽干、目眩。

少阳中风，两耳无所闻，目赤，胸中满而烦者，不可吐下，吐下则悸而惊。

　　少阳之脉，起于目眦，走于耳中，其支者，下胸中贯膈。风伤气壅则为热，少阳中风，气壅而热，故耳聋，目

---

① 潦水：雨水。

赤，胸满而烦。邪在少阳，为半表半里，以吐除烦，吐则伤气，气虚者悸。以下除满，下则亡血，血虚者惊。

或云：少阳病，耳聋，目赤，胸满而烦，为中风。口苦，咽干，目眩，为伤寒。

王宇泰云：误吐气虚者悸，误下血虚者惊。

伤寒，脉弦细，头痛发热者，属少阳。少阳不可发汗，发汗则谵语，此属胃，胃和则愈，胃不和则烦而悸。

经曰：三部俱弦者，少阳受病。脉细者，邪渐传里，虽头痛发热，为表未解，以邪客少阳，为半在表半在里，则不可发汗，发汗亡津液，胃中干燥，少阳之邪因传入胃，必发谵语，当与调胃承气汤下之，胃和则愈。不下，则胃为少阳木邪干之，故烦而悸。

王宇泰云：凡头痛俱为在表，惟此头痛为少阳者何也？以脉弦细，可汗不可汗，当以此为法。

王海藏云：少阳半表里，用小柴胡，名三禁汤。然亦须辨表里症孰多，假令头痛往来寒热，脉浮，但有其一，即为表也。口失滋味而渴，胁下满，手足温，腹中不和，大小便或秘而不通，或泄而不调，但有其一，即为里也。如无上下表里症，余皆虚热也，是病在其中矣。

本太阳病不解，转入少阳者，胁下硬满，干呕不能食，往来寒热，尚未吐下，脉沉紧者，与小柴胡汤。

太阳转入少阳，是表邪入于里。胁下硬满，不能食，往来寒热者，邪在半表半里之间。若已经吐下，脉沉紧者，邪气入腑为里实。尚未可吐下，而脉沉紧，为传里，虽深，未全入腑，外犹未解也，与小柴胡汤以和解之。

若已吐下发汗温针，谵语，柴胡汤证罢，此为坏病，知犯何逆，以法治之。

少阳之邪，在表里之间。若妄吐下，发汗、温针，损耗津液，胃中干燥，木邪干胃，必发谵语。若柴胡证不罢者，则不为逆。柴胡证罢者，坏病也，详其因何治之逆，以法救之。

王宇泰云：救坏病，助荣卫，生津液，桂枝汤求之。

三阳合病，脉浮大，上关上，但欲眠睡，目合则汗。

关脉以候少阳之气，太阳之脉浮，阳明之脉大。脉浮大上关上，知三阳合病。胆热则睡，少阴病，但欲眠睡。目合则无汗，以阴不得有汗。但欲眠睡，目合则汗，知三阳合病，胆有热也。

伤寒六七日，无大热，其人躁烦者，此为阳去入阴故也。

表为阳，里为阴，邪在表，则外有热。六七日，邪气入里之时，外无大热，内有躁烦者，表邪传里也，故曰阳去入阴。

又云：所谓烦躁者，谓先烦，渐至躁也。所谓躁烦者，谓先发躁而迤逦①复烦也。盖内热曰烦，谓心中郁烦

---

① 迤逦（ǐ lǐ）：曲折连绵。

也，外热曰躁，谓气外热躁也。内热为有根之火，故但烦不躁，及先烦后躁者，皆可治；外热为无根之火，故但躁不烦，及先躁后烦者，皆不可治。

伤寒三日，三阳为尽，三阴当受邪，其人反能食而不呕，此为三阴不受邪也。

伤寒四日，表邪传里，里不和则不能食而呕，今反能食而不呕，是邪不传阴但在阳也。

伤寒三日，少阳脉小者，欲已也。

《内经》曰：大则邪至，小则平。伤寒三日，邪传少阳，脉当弦紧，今脉小者，邪气微而欲已也。

少阳病欲解时，从寅至辰上。

《内经》曰：阳中之少阳通于春气，寅、卯、辰，少阳木王之时。

卷　六

辨太阴病脉证并治第十

太阴之为病，腹满而吐，食不下，自利益甚，时腹自痛，若下之，必胸下结硬。

太阴为病，阳邪传里也。太阴之脉，布胃中，邪气壅而为腹满。上不得降者，呕吐而食不下；下不得升者，自利益甚，时腹自痛。阴寒在内而为腹痛者，则为常痛。此阳邪干里，虽痛而亦不常痛，但时时腹自痛也。若下之，则阴邪留于胸下为结硬。经曰：病发于阴而反下之，因作痞。

王三阳云：此风寒中于太阴经，非阳邪传里也。若阳邪传里，正当下之，何结硬之有？况痞字与硬字亦有①分别。邪之初起，必先入经而后入腑脏，此邪中太阴经，其病②犹在上膈，非中脏腑之阴证也，当用辛甘之药温散之，则邪散去而自和矣。今误下之，则邪气乘虚入胸膈间作硬耳。

黄仲理云：宜理中汤，阴经少有用桂枝者。如此证，若肺浮，即用桂枝汤微汗之。若恶寒甚不已者，非理中、

---

① 有：原作"自"，据仲景全书本改。
② 病：仲景全书本作"痞"。

四逆不可。

太阴中风，四肢烦疼，阳微阴涩而长者，为欲愈。

太阴，脾也，主营四末。太阴中风，四肢烦疼者，风淫末疾也。表邪少则微，里向和则涩而长。长者，阳也。阴病见阳脉则生，以阴得阳则解，故云欲愈。

太阴病欲解时，从亥至丑上。

脾为阴土，王于丑亥子，向阳，故云解时。

太阴病脉浮者，可发汗，宜桂枝汤。

经曰：浮为在表，沉为在里。太阴病脉浮者，邪在经也，故当汗散之。

王宇泰云：在太阳，则脉浮无汗，宜麻黄汤。此脉浮，当亦无汗，而不言者。谓阴不得有汗，不必言也。不用麻黄而用桂枝者，以阴病不当更发其阳也。须识无汗亦有用桂枝证。

自利不渴者，属太阴，以其脏有寒故也，当温之，宜服四逆辈。

自利而渴者，属少阴，为寒在下焦。自利不渴者，属太阴，为寒在中焦，与四逆等汤以温其脏。

张兼善云：经言辈字，谓药性同类，惟轻重优劣不同耳。四逆汤，甘辛相合，乃大热之剂，苟轻用之，恐有过度之失，所以仲景不为定拟也。莫若以理中循循而用之，至为稳当。

伤寒脉浮而缓，手足自温者，系在太阴。太阴当发身

黄，若小便自利者，不能发黄。至七八日，虽暴烦下利，日十余行，必自止，以脾家实，腐秽当去故也。

太阴病至七八日，大便硬者，为太阴入腑，传于阳明也。今至七八日，暴烦，下利十余行者，脾家实，腐秽去也。下利烦躁者死，此以脾气和，逐邪下泄，故虽暴烦，下利日十余行，而利必自止。

本太阳病，医反下之，因而腹满时痛者，属太阴也，桂枝加芍药汤主之。

表邪未罢，医下之，邪因乘虚传于太阴，里气不和，故腹满时痛，与桂枝汤以解表，加芍药以和里。

桂枝加芍药汤方第八十三

于桂枝汤方内，更加芍药三两，随前共六两，余依桂枝汤法。

大实痛者，桂枝加大黄汤主之。

大实大满，自可除下之，故加大黄以下大实。

桂枝加大黄汤方第八十四

桂枝三两，去皮　大黄一两　芍药六两　生姜三两，切　甘草二两，炙　大枣十二枚，擘

上六味，以水七升，煮取三升，去滓，温服一升，日三服。

娄氏云：用四逆辈，固所当然。复用桂枝、大黄，夫大黄大寒，何为用于阴经？又兼桂枝，寒热相杂，何也？

曰：自利而渴者，属少阴，为寒在下焦。自利不渴者，属太阴，为寒在中焦，以四逆等汤温其脏，此本经当用之药也。其太阳病，反下之，表邪未解，乘虚传于太阴，因而腹满时痛。大实痛者，桂枝加芍药大黄为宜。

赵嗣真云：太阴腹满证有三：有次第传经之邪，有直入本经之邪，有下后内陷之邪，不可不辨。

太阴为病，脉弱，其人续自便利，设当行大黄芍药者，宜减之，以其人胃气弱，易动故也。

腹满痛者，太阴病也。脉弱，其人续自便利，则邪虽在里，未成大实，欲与大黄、芍药攻满痛者，宜少与之，以胃气尚弱，易为动利也。

辨少阴病脉证并治第十一

少阴之为病，脉微细，但欲寐也。

少阴为病，脉微细，为邪气传里深也。卫气行于阳则寤，行于阴则寐。邪传少阴，则气行于阴，而不行于阳，故但欲寐。

少阴病，欲吐不吐，心烦但欲寐，五六日，自利而渴者，属少阴也，虚故引水自救。若小便色白者，少阴病形悉具。小便白者，以下焦虚有寒，不能制水，故令色白也。

欲吐不吐，心烦者，表邪传里也。若腹满痛则属太阴，此但欲寐，则知属少阴。五六日邪传少阴之时，自利不渴者，寒在中焦，属太阴。此自利而渴，为寒在下焦，属少阴，肾虚水燥，渴欲引水自救。下焦虚寒，不能制水，小便色白也。经曰：下利，欲饮水者，以有热故也。此下利虽渴，然以小便色白，明非里热，不可不察。

王三阳云：此寒中阴经而传入阴脏者，虽引水自救，浮阳在上也。若有大渴，方可论阳邪传阴热证。

病人脉阴阳俱紧，反汗出者，亡阳也，此属少阴，法当咽痛，而复吐利。

脉阴阳俱紧，为少阴伤寒，法当无汗，反汗出者，阳虚不固也，故云亡阳。以无阳阴独，是属少阴。《内经》曰：邪客少阴之络，令人嗌①痛，不可内食。少阴寒甚，是当咽痛而复吐利。

少阴病，咳而下利，谵语者，被火气劫故也，小便必难，以强责少阴汗也。

咳而下利，里寒而亡津液也。反以火劫，强责少阴汗者，津液内竭，加火气烦之，故谵语，小便难也。

少阴病，脉细沉数，病为在里，不可发汗。

少阴病，始得之，反发热，脉沉者，为邪在经，可与麻黄附子细辛汤发汗。此少阴病，脉细沉数，为病在里，故不可发汗。

王三阳云：此无发热证，故不可汗。

---

① 嗌（yì益）：咽喉。

少阴病，脉微，不可发汗，亡阳故也。阳已虚，尺脉弱涩者，复不可下之。

脉微为亡阳表虚，不可发汗。脉弱涩为亡阳里虚，复不可下。

王三阳云：脉弱涩，涩者，阴也。涩为血少，乃亡阴也，故不可下。阳字误。

少阴病，脉紧，至七八日，自下利，脉暴微，手足反温，脉紧反去者，为欲解也，虽烦下利，必自愈。

少阴病脉紧者，寒甚也。至七八日传经尽，欲解之时，自下利。脉暴微者，寒气得泄也。若阴寒胜正，阳虚而泄者，则手足厥而脉紧不去。今手足反温，脉紧反去，知阳气复，寒气去，故为欲解。下利烦躁者逆，此正胜邪微，虽烦，下利必自止。

少阴病，下利，若利自止，恶寒而蜷卧，手足温者可治。

少阴病，下利，恶寒蜷卧，寒极而阴胜也。利自止，手足温者，里和阳气得复，故为可治。

少阴病，恶寒而蜷，时自烦，欲去衣被者，可治。

恶寒而蜷，阴寒甚也，时时自烦，欲去衣被，为阳气得复，故云可治。

少阴中风，脉阳微阴浮者，为欲愈。

少阴中风，阳脉当浮，而阳脉微者，表邪缓也。阴脉当沉，而阴脉浮者，里气和也。阳中有阴，阴中有阳，阴阳调和，故为欲愈。

少阴病欲解时，从子至寅上。

阳生于子，子为一阳，丑为二阳，寅为三阳，少阴解于此者，阴得阳则解也。

少阴病，吐利，手足不逆冷，反发热者，不死，脉不至者，灸少阴七壮。

经曰：少阴病，吐利，躁烦四逆者，死。吐利，手足不厥冷者，则阳气不衰，虽反发热，不死。脉不至者，吐利暴虚也，灸少阴七壮，以通其脉。

少阴病，八九日，一身手足尽热者，以热在膀胱，必便血也。

膀胱，太阳也，少阴太阳为表里。少阴病至八九日，寒邪变热，复传太阳。太阳为诸阳主气，热在太阳，故一身手足尽热。太阳经多血少气，为热所乘，则血散下行，必便血也。

少阴病，但厥无汗，而强发之，必动其血。未知从何道出，或从口鼻，或从目出，

是名下厥上竭，为难治。

但厥无汗，热行于里也，而强发汗，虚其经络，热乘经虚，迫血妄行，从虚而出。或从口鼻，或从目出。诸厥者，皆属于下。但厥为下厥，血亡于上，为上竭。伤气损血，邪甚正虚，故为难治。

王宇泰云：但厥无汗，热入里而外寒甚也，当温之。

而强发其汗，则卫寒甚而汗不能出，必内伤其荣血而妄行也。

少阴病，恶寒身蜷而利，手足逆冷者，不治。

《针经》曰：多热者易已，多寒者难已。此内外寒极，纯阴无阳，故云不治。

少阴病，吐利，躁烦，四逆者死。

吐利者，寒甚于里。四逆者，寒甚于表。躁烦则阳气欲绝，是知死矣。

少阴病，下利止而头眩，时时自冒者，死。

下利止，则水谷竭。眩冒则阳气脱，故死。

少阴病，四逆恶寒而身蜷，脉不至，不烦而躁者死。

四逆恶寒而身蜷，则寒甚。脉不至，则真气绝。烦，热也，躁，乱也，若愦躁之躁从烦至躁，为热来有渐则犹可，不烦而躁，是气欲脱而争也，譬犹灯将灭而暴明，其能久乎？

少阴病，六七日，息高者，死。

肾为生气之源，呼吸之门。少阴病，六七日不愈而息高者，生气断绝也。

少阴病，脉微细沉，但欲卧，汗出不烦，自欲吐，至五六日自利，复烦躁不得卧寐者，死。

阴气方盛，至五六日传经尽，阳气得复则愈。反更自利，烦躁不得卧寐，则正气弱，阳不能复，病胜脏，故死。

少阴病，始得之，反发热，脉沉者，麻黄附子细辛汤主之。

少阴病，当无热恶寒，反发热者，邪在表也。虽脉沉，以始得，则邪气未深，亦当温剂发汗以散之。

麻黄附子细辛汤方第八十五

麻黄二两，去节，味甘热　细辛二两，味辛热　附子一枚，炮，去皮，破八片，味辛热

上三味，以水一斗，先煮麻黄，减二升，去上沫，内药，煮取三升，去滓，温服一升，日三服。

《内经》曰：寒淫于内，治以甘热，佐以苦辛，以辛润之。麻黄之甘，以解少阴之寒。细辛附子之辛，以温少阴之经。

少阴病，得之二三日，麻黄附子甘草汤微发汗。以二三日无里证，故微发汗也。

二三日，邪未深也，既无吐利厥逆诸里证，则可与麻黄附子甘草汤，微汗以散之。

麻黄附子甘草汤方第八十六

麻黄二两，去节　甘草二两，炙　附子一枚，炮，去皮

上三味，以水七升，先煮麻黄一两沸，去上沫，内诸药，煮取三升，去滓，温服一升，日三服。

麻黄、甘草之甘，以散表寒。附子之辛，以温寒气。

赵嗣真云：仲景发汗汤剂，各分轻重不同。至少阴发汗二汤，其第一证，以少阴本无热，今发热，故云反也。

盖发热为邪在表而当汗，又兼脉沉，属阴而当温，故以附子温经，麻黄散寒。而热须汗解，故加细辛，是汗剂之重者。第二证，既无里寒之可温，又无里热之可下，求其所以用麻黄、附子之义，则是脉亦沉，方可名曰少阴病。身亦发热，方行发汗药，又得之二三日，病尚浅，比之前证亦稍轻，故不重言脉证，而但曰微发汗，所以去细辛加甘草，是汗剂之轻者。

又云：四逆生附配干姜，补中有发。二汤熟附配麻黄，发中有补。

少阴病，得之二三日以上，心中烦，不得卧，黄连阿胶汤主之。

《脉经》曰：风伤阳，寒伤阴。少阴受病，则得之于寒。二三日以上，寒极变热之时，热烦于内，心中烦，不得卧也，与黄连阿胶汤扶阴散热。

黄连阿胶汤方第八十七

黄连四两，味苦寒　　黄芩一两，味苦寒　　芍药二两，味酸平
鸡子黄二枚，味甘温　　阿胶三两，味甘温

上五味，以水五升，先煮三物，取二升，去滓，内胶烊尽，小冷，内鸡子黄，搅令相得，温服七合，日三服。

阳有余，以苦除之，黄芩、黄连之苦以除热。阴不足，以甘补之，鸡黄、阿胶之甘以补血。酸，收也，泄也，芍药之酸收阴气而泄邪热。

少阴病，得之一二日，口中和，其背恶寒者，当灸

之，附子汤主之。

少阴客热，则口燥舌干而渴。口中和者，不苦不燥，是无热也。背为阳，背恶寒者，阳气弱，阴气胜也。经曰：无热恶寒者，发于阴也。灸之，助阳消阴，与附子汤温经散寒。

附子汤方第八十八

附子二枚，去皮，味辛热　茯苓三两，味甘平　人参二两，味甘温　白术四两，味甘温　芍药三两，味酸平

上五味，以水八升，煮取三升，去滓，温服一升，日三服。

辛以散之，附子之辛以散寒。甘以缓之，茯苓、人参、白术之甘以补阳。酸以收之，芍药之酸以扶阴。所以然者，偏阴偏阳则为病，火欲实，水当平之，不欲偏胜也。

王宇泰云：背恶寒者，阴寒气盛，此条是也。又或阳气内陷，有背微恶寒者，经所谓伤寒无大热。口燥渴，心烦，背微恶寒，白虎加人参汤主之，是也。一为阴寒气盛，一为阳气内陷，当于口中润燥辨之。

少阴病，身体痛，手足寒，骨节痛，脉沉者，附子汤主之。

少阴肾水而主骨节，身体疼痛，支冷，脉沉者，寒成于阴也。身疼骨痛，若脉浮，手足热，则可发汗。此手足寒，脉沉，故当与附子汤温经。

少阴病，下利，便脓血者，桃花汤主之。

阳病，下利便脓血者，协热也。少阴病，下利便脓血者，下焦不约而里寒也，与桃花汤固下散寒。

桃花汤方第八十九

赤石脂一斤，一半全用，一半筛末，味甘温　干姜一两，味辛热　粳米一升，味甘平

上三味，以水七升，煮米令熟，去滓，温服七合，内赤石脂末方寸匕，日三服。若一服愈，余勿服。

涩可去脱，赤石脂之涩，以固肠胃。辛以散之，干姜之辛，以散里寒。粳米之甘，以补正气。

少阴病，二三日至四五日，腹满，小便不利，下利不止，便脓血者，桃花汤主之。

二三日以至四五日，寒邪入里深也。腹痛者，里寒也。小便不利者，水谷不别也。下利不止，便脓血者，肠胃虚弱，下焦不固也，与桃花汤，固肠止利也。

吴氏云：凡下血，便脓血，有阴阳冷热之不同。古人云：见血无寒。又言血得热而行。此大概之言也。

《略》① 曰：阳证内热，则溢出鲜血；阴证内寒，则下紫黑如豚肝也。

少阴病，下利便脓血者，可刺。

下焦血气留聚，腐化则为脓血，刺之以利下焦，宣通

① 《略》：即《金匮要略》。

血气。

　　少阴病，吐利，手足厥冷，烦躁欲死者，吴茱萸汤主之。

　　吐利，手足厥冷，则阴寒气甚。烦躁欲死者，阳气内争，与吴茱萸汤助阳散寒。

　　少阴病，下痢，咽痛，胸满，心烦者，猪肤汤主之。

　　少阴之脉，从肾上贯肝膈，入肺中，循喉咙，其支别者，从肺出，络心注胸中。邪自阳经传于少阴，阴虚客热，下利，咽痛，胸满心烦也，与猪肤汤调阴散热。

　　猪肤汤方第九十

　　猪肤一斤，味甘寒

　　上一味，以水一斗煮取五升，去滓，加白蜜一升、白粉①五合，熬香，和相得，温分六服。

　　猪，水畜也，其气先入肾。少阴客热，是以猪肤解之。加白蜜以润燥除烦，白粉以益气断利。

　　少阴病，二三日，咽痛者，可与甘草汤，不瘥者，与桔梗汤。

　　阳邪搏于少阴，邪热为咽痛，服甘草汤则瘥。若寒热相传，为咽痛者，服甘草汤。若不瘥，与桔梗汤，以和少阴之气。

---

　　①　白粉：指米粉。

甘草汤方第九十一

甘草二两

上一味，以水三升，煮取一升半，去滓，温服七合，日二①服。

桔梗汤方第九十二

桔梗一两，味辛甘微温　甘草二两，味甘平

上二味，以水三升，煮取一升，去滓，分温再服。

桔梗辛温以散寒，甘草味甘平以除热，甘梗相合，以调寒热。

少阴病，咽中伤，生疮，不能语言，声不出者，苦酒汤主之。

热伤于络，则经络干燥，使咽中生疮，不能言语，声不出者，与苦酒汤，以解络热，愈咽疮。

苦酒汤方第九十三

半夏洗，破如枣核大，十四枚，味辛温　鸡子一枚，去黄，内上苦酒着鸡子壳中，甘微寒

上二味，内半夏着苦酒中，以鸡子壳置刀环中，安火上，令三沸，去滓，少少含咽之，不瘥，更作三剂服之。

辛以散之，半夏之辛，以发音声；甘以缓之，鸡子之甘，以缓咽痛；酸以收之，苦酒之酸，以敛咽疮。

---

① 二：原作"一"，据仲景全书本改。

王宇泰云：按苦酒，本草注曰醯①，而成氏复云苦酒之酸。余则以为名义俱乖，安知酒之味苦者，不可以已咽痛耶？若嫌苦酒性热，则半夏汤更辛，况此味苦哉。下文发字与敛字自相反。

少阴病，咽中痛，半夏散及汤主之。

甘草汤主少阴客热咽痛，桔梗汤主少阴寒热相搏咽痛，半夏散及汤主少阴客寒咽痛也。

半夏散及汤方第九十四

半夏洗，味辛温　桂枝去皮，味辛热　甘草炙，味甘平　以上各等分

已上三味，各别捣筛已，合治之，白饮和，服方寸匕，日三服。若不能散服者，以水一升，煎七沸，内散②两方寸匕，更煎三沸，下火令小冷，少少咽之。

《内经》曰：寒淫所胜，平以辛热，佐以甘苦。半夏、桂枝之辛以散经寒，甘草之甘以缓正气。

少阴病，下利，白通汤主之。

少阴主水，少阴客寒，不能制水，故自利也，白通汤温里散寒。

白通汤方第九十五

葱白四茎，味辛温　干姜一两，味辛热　附子一枚，生用，

① 醯（xī 西）：醋。
② 散：此后原衍"一"字，据《伤寒论·辨少阴病脉证并治》删。

去皮，破八片，味辛热

上三味，以水三升，煮取一升，去滓，分温再服。

《内经》曰：肾苦燥，急食辛以润之。葱白之辛以通阳气，干姜、附子之辛以散阴寒。

张兼善云：白通汤、及白通加猪胆汤、真武汤与通脉四逆汤，皆为少阴下利而设。除用姜附相同，其余之药各异，何也？盖少阴下利，寒气已甚，非姜附则不能治。然下利之理无殊，而兼有之证不一，用药故不同耳。

少阴病，下利，脉微者，与白通汤利不止，厥逆无脉，干呕烦者，白通加猪胆汁汤主之，服汤，脉暴出者死，微续者生。

少阴病，下利，脉微，为寒极阴胜，与白通汤复阳散寒，服汤利不止，厥逆无脉，干呕烦者，寒气太甚，内为格拒，阳气逆乱也，与白通汤和猪胆汁汤以和之。《内经》曰：逆而从之，从而逆之。又曰：逆者正治，从者反治。此之谓也。服汤脉暴出者，正气因发泄而脱也，故死；脉微续者，阳气渐复也，故生。

白通加猪胆汁方第九十六

葱白四茎　干姜一两　附子一枚，生，去皮，破八片　人尿五合，味咸寒　猪胆汁一合，味苦寒

以上三味，以水三升，煮取一升，去滓，内胆汁、人尿，和令相得，分温再服。若无胆亦可用。

《内经》曰：若调寒热之逆，冷热必行。则热物冷服，

下嗌之后，冷体既消，热性便发，由是病气随愈，呕哕皆除。情且不违，而致大益，此和人尿、猪胆汁咸苦寒物于白通汤热剂中，要其气相从，则可以去格拒之寒也。

张兼善云：白通汤用附子，凡四证，惟真武汤一证熟用，余皆生用，何也？凡附子生用则温经散寒，炮熟则益阳除湿。干姜辛热，故佐生附为用；生姜辛温，少资熟附之功。然白通等汤，以下利为重。其真武汤证，以寒湿为先。故用药有轻重之殊耳。

少阴病，二三日不已，至四五日，腹痛，小便不利，四肢沉重疼痛，自下利者，此为有水气，其人或咳，或小便利，或下利，或呕者，真武汤主之。

少阴病二三日，则邪气犹浅，至四五日邪气已深。肾主水，肾病不能制水，水饮停为水气。腹痛者，寒湿内甚也。四肢沉重疼痛，寒湿外甚也。小便不利，自下利者，湿胜而水谷不别也。《内经》曰：湿胜则濡泄。与真武汤，益阳气，散寒湿。

真武汤方第九十七

茯苓三两，味甘平　芍药三两，味酸平　生姜三两，切，味辛温　白术二两，味甘温　附子一枚，炮，去皮，破八片，味辛热

上五味，以水八升，煮取三升，去滓，温服七合，日三服。

脾恶湿，甘先入脾，茯苓、白术之甘，以益脾逐水。寒淫所胜，平以辛热。湿淫所胜，佐以酸平。附子、芍

药、生姜之酸辛，以温经散湿。

后加减法

若咳者，加五味半升，细辛、干姜各一两。

气逆咳者，五味之酸以收逆气。水寒相搏则咳，细辛、干姜之辛以散水寒。

若小便利者，去茯苓。

小便利，则无伏水，故去茯苓。

若下利者，去芍药，加干姜二两。

芍药之酸泄气，干姜之辛散寒。

若呕者，去附子，加生姜足前成半斤。

气逆则呕，附子补气，生姜散气。《千金》曰：呕家多服生姜。此为呕家圣药。

论云：真武，北方水神也。水气在心下，外带表而属阳，必应发散，故治以真武汤。青龙汤主太阳病，真武汤主少阴病。

少阴病，下利清谷，里寒外热，手足厥逆，脉微欲绝，身反不恶寒，其人面赤色，或腹痛，或干呕，或咽痛，或利止，脉不出者，通脉四逆汤主之。

下利清谷，手足厥逆，脉微欲绝，为里寒。身热不恶寒，面色赤，为外热。此阴甚于内，格阳于外，不相通也，与通脉四逆汤散阴通阳。

通脉四逆汤方第九十八

甘草二①两，炙　　附子大者一枚，生用，去皮，破八片　　干姜三两，强人可四两

上三味，以水三升，煮取一升二合，去滓，分温，再服，其脉即出者愈。

后加减法

面色赤者，加葱九茎。

葱味辛，以通阳气。

腹中痛者，去葱，加芍药二两。

芍药之酸通寒利，腹中痛，为气不通也。

呕者，加生姜二两。

辛以散之，呕为气不散也。

咽痛者，去芍药，加桔梗一两。

咽中如结，加桔梗则能散之。

利止脉不出者，去桔梗，加人参一两。

利止，脉不出者，亡血也，加人参以补之。经曰：脉微而利，亡血也。四逆加人参汤主之。脉病皆与方相应者，乃可服之。

王宇泰云：方与四逆汤同，但此倍干姜耳。

少阴病，四逆，其人或咳、或悸、或小便不利、或腹中痛、或泄利下重者，四逆散主之。

① 二：原作"三"，据《伤寒论·辨厥阴病脉证并治》改。

四逆者，四肢不温也。伤寒邪在三阳，则手足必热；传到太阴，手足自温；至少阴，则邪热渐深，故四肢逆而不温也；及至厥阴，则手足厥冷，是又甚于逆，四逆散以散传阴之热也。

四逆散方第九十九

甘草炙，味甘平　枳实破，水渍，炙干，味苦寒　柴胡味苦寒　芍药味酸微寒

上四味，各十分，捣筛，白饮和，服方寸匕，日三服。

《内经》曰：热淫于内，佐以甘苦，以酸收之，以苦发之。枳实、甘草之甘苦以泄里热，芍药之酸以收阴气，柴胡之苦以发表热。

后加减法

咳者，加五味子、干姜各五分，并主下痢。

肺寒气逆则咳，五味子之酸收逆气，干姜之辛散肺寒。并主下痢者，肺与大肠为表里，上咳下痢，治则颇同。

悸者，加桂枝五分。

悸者，气虚而不能通行，心下筑筑然悸动也。桂，犹圭①也，引导阳气，若热以使。

小便不利者，加茯苓五分。

---

① 圭：古代测量日影的仪器。

茯苓味甘而淡，用以渗泄。

腹中痛者，加附子一枚，炮令坼①。

里虚遇邪则痛，加附子以补虚。

泄利下重者，先以水五升，煮薤白三升，煮取三升，去滓，以散三方寸匕，内汤中，煮取一升半，分温再服。

泄利下重者，下焦气滞也，加薤白以泄气滞。

论云：四肢者，诸阳之本。阳气不足，阴寒加之。阳气不相顺接，是致手足不温而成四逆，此汤中发阳气，走散阴寒，温经暖肌，故以四逆名。此奇制之大剂也，四逆属少阴，少阴者肾也，肾肝位远，非大剂不能达。《内经》曰：远而奇偶，制大其服。此之谓也。

少阴病，下利，六七日咳而呕渴，心烦不得眠者，猪苓汤主之。

下利不渴者，里寒也。经曰：自利不渴者，属太阴，以其脏寒故也。此下利呕渴，知非里寒。心烦不得眠，知协热也。与猪苓汤渗泄小便，分别水谷。经曰：复不止，当利其小便。此之谓欤。

少阴病，得之二三日，口燥咽干者，急下之，宜大承气汤。

伤寒传经五六日，邪传少阴，则口燥舌干而渴，为邪渐深也。今少阴病，得之二三日，邪气未深入之时，便作

---

① 坼：原作"拆"，裂开。据仲景全书本改。

口燥咽干者，是邪热已甚，肾水干也，急与大承气汤下之，以全肾也。

少阴病，自利清水，色纯青，心下必痛，口干燥者，急下之，宜大承气汤。

少阴，肾水也。青，肝色也。自利色青，为肝邪乘肾。《难经》曰：从前来者为实邪。以肾蕴实邪，必心下痛，口干燥也。与大承气汤，以下实邪。

少阴病，六七日，腹胀不大便者，急下之，宜大承气汤。

此少阴入腑也，六七日，少阴之邪入腑之时，阳明内热壅甚，腹满不大便也。阳明病，土胜肾水则干，急与大承气汤下之，以救肾水。

张兼善云：阳明与少阴皆有急下之条，然而证虽不同，其入腑之理则一，是以皆用大承气也。

王三阳云：少阴病，下利六七日，以下诸条，方是阳证传经之少阴也。

少阴病，脉沉者，急温之，宜四逆汤。

既吐且利，小便复利而大汗出，下利清谷，内寒外热，脉微欲绝者，不云急温。此少阴病脉沉，而云急温者，彼虽寒甚，然而证已形见于外，治之则有成法。此初头脉沉，未有形证，不知邪气所之，将发何病，是急与四逆汤温之。

少阴病，饮食入口则吐，心中温温欲吐，复不能吐，

始得之，手足寒，脉弦迟者，此胸中实，不可下也，当吐之。若膈上有寒饮，干呕者，不可吐也，急温之，宜四逆汤。

伤寒表邪传里，至于少阴。少阴之脉，从肺出，络心，注胸中。邪既留于胸中而不散者，饮食入口则吐，心中温温欲吐。阳受气于胸中，邪既留于胸中，则阳气不得宣发于外，是以始得之，手足寒，脉弦迟，此是胸中实，不可下，而当吐。其膈上有寒饮，亦使人心中温温而手足寒，吐则物出，呕则物不出，吐与呕别焉。胸中实，则吐而物出；若膈上有寒饮，则但干呕而不吐也。此不可吐，可与四逆汤，以温其膈。

王三阳云：此少阴寒中阴经者也，俱未入于腑。

少阴病，下利，脉微涩，呕而汗出，必数更衣，反少者，当温其上，灸之。

脉微为亡阳，涩为亡血，下利呕而汗出，亡阳亡血也。津液不足，里有虚寒，必数更衣，反少者，温其上，以助其阳也，灸之以消其阴。

辨厥阴病脉证并治第十二

厥阴之为病，消渴，气上撞心，心中疼热，饥而不欲食，食则吐蛔，下之利不止。

邪传厥阴，则热已深也。邪自太阳传至太阴，则腹满而嗌干，未成渴也。邪至少阴者，口燥舌干而渴，未成消也。至厥阴成消渴者，热甚，能消水故也。饮水多而小便少者，谓之消渴。木生于火，肝气通心，厥阴客热，气上撞心，心中疼热。伤寒六七日，厥阴受病之时，为传经尽，则当入腑。胃虚客热，饥不欲食，蛔在胃中，无食则动，闻食嗅而出，得食吐蛔，此热在厥阴经也。若便下之，虚其胃气，厥阴木邪相乘，必吐下不止。

张卿子云：《素问》阴证三条，皆指传邪，故云已满三日可下而已。仲景三阴首条，皆言病气，所谓伤寒本自寒下也。太阴少阴易明，唯厥阴条，种种似热，故成氏注为热已深。不知太阳篇中，微热消渴者，五苓散则桂术也。又气上冲胸，身为振振摇，则大虚也。厥阴寒疝，亦气上冲心。又膈中阳气微，心中饥而烦。《平脉篇》云：气微者心内饥，饥而不欲食也，又胃中冷则吐蛔。脾胃论虚劳，则热气熏胸中，又杂病心中疼热，多成膈气，宜吴茱萸汤。盖皆以不能化热成阴，玩下之利不止一句，爽然矣。成注未渴而渴消，渴分浅深，故云渴而至消为热甚。试玩少阴渴本文云，虚故引水自救，何曾较太阴不渴为浸热耶？尝见厥阴消渴数证，舌尽红赤，厥冷，脉微，渴甚，服白虎黄连等汤，皆不救。

厥阴中风，脉微浮为欲愈，不浮为未愈。

经曰：阴病见阳脉而生。浮者阳也，厥阴中风，脉微浮，为邪气还表向汗之时，故云欲愈。

厥阴病欲解时，从丑至卯上。

厥阴，木也，王于卯丑寅，向王，故为解时。

厥阴病，渴欲饮水者，少少与之，愈。

邪至厥阴，为传经尽。欲汗之时，渴欲得水者，少少与之，胃气得润则愈。

诸四逆厥者，不可下之，虚家亦然。

四逆者，四肢不温也。厥者，手足冷也，皆阳气少而阴气多，故不可下。虚家亦然。

下之是为重虚，《金匮玉函》曰：虚者十补，勿一泻之。

伤寒先厥，后发热，而利者必自止，见厥复利。

阴气胜，则厥逆而利。阳气复，则发热，利必自止。见厥，则阴气还胜而复利也。

张兼善云：三阴伤寒，太阴为始，则手足温，少阴则手足清，厥阴则手足厥逆。然病至厥阴，乃阴之极也，故反有发热之理。盖阳极则阴生，阴极则阳生，此阴阳推荡，必然之理也。《易》云：穷则变。穷者，至极之谓也。阳至极而生阴，故阳病有厥冷之证；阴至极而生阳，则厥逆者有发热之条。凡言厥深热亦深者，乃事①之极而变之常。经曰：亢则害，承乃制也。

伤寒始发热六日，厥反九日而利，凡厥利者，当不能食，今反能食者，恐为除中。食以索饼，不发热者，知胃

---

① 事：仲景全书本作"重"。

气尚在，必愈，恐暴热来，出而复去也。后三日脉之，其热续在者，期之旦日夜半愈。所以然者，本发热六日，厥反九日，复发热三日，并前六日，亦为九日，与厥相应，故期之旦日夜半愈。后三日脉之而脉数，其热不罢者，此为热气有余，必发痈脓也。

始发热，邪在表也。至六日邪传厥阴，阴气胜者，作厥而利。厥反九日，阴寒气多，当不能食，而反能食者，恐为除中。除，去也，中，胃气也。言邪气大甚，除去胃气。胃欲引食自救，故暴能食，此欲胜也。食以索饼试之，若胃气绝，得面则必发热。若不发热者，胃气尚在也。恐是寒极变热，因暴热来而复去，使之能食，非除中也。《金匮要略》曰：病人素不能食，而反暴思之，必发热。后三日脉之，其热续在者，阳气胜也，期之旦日夜半愈。若旦日不愈，后三日，脉数而热不罢者，为热气有余，必发痈脓。经曰：数脉不时，则生恶疮。

伤寒脉迟六七日，而反与黄芩汤彻其热，脉迟为寒，今与黄芩汤，复除其热，腹中应冷，当不能食，今反能食，此名除中，必死。

伤寒脉迟，六七日，为寒气已深，反与黄芩汤寒药，两寒相搏，腹中当冷，冷不消谷，则不能食。反能食者，除中也。四时皆以胃气为本，胃气已绝，故云必死。

伤寒先厥后发热，下利必自止，而反汗出，咽中痛者，其喉为痹。发热无汗，而利必自止，若不止，必便脓

血，便脓血者，其喉不痹。

伤寒先厥而利，阴寒气胜也。寒极变热，后发热，下利必自止。而反汗出，咽中痛，其喉为痹者，热气上行也。发热无汗，而利必自止，利不止，必便脓血者，热气下行也。热气下而不上，其喉亦不痹也。

王宇泰云：厥而利，发热则利必止。反汗出者，亡阳也。咽中痛，热上冲也。亡阳，则阴独复会于热，则阴阳结而为喉痹也。《内经》曰：一阴一阳，结为喉痹①。

伤寒一二日至四五日而厥者，必发热。前热者后必厥，厥深者热亦深，厥微者热亦微。厥应下之而反发汗者，必口伤烂赤。

前厥后发热者，寒极生热也；前热后厥者，阳气内陷也。厥深热深，厥微热微，随阳气陷之深浅也。热之伏深，必须下去之。反发汗者，引热上行，必口伤烂赤。《内经》曰：火气内发，上为口糜。

吴氏云：伤寒一二日，至四五日，而厥者，必发热，是传经之邪。前热后厥者，亦传经之邪。当以厥之微甚，辨热之深浅。若厥热入腑而实者，须下去之。若反发汗，则胃中津液愈燥竭而热，故必口伤烂赤。然经云：诸四逆者不可下之。至此又云应下，最宜详审。先贤谓热厥，手足虽厥冷而或有温时，手足虽逆冷而手足掌心必暖，戴院

---

① 痹：此后仲景全书本有"此为暴寒"四字。

使①又以指甲之暖冷，别寒热二厥。临病之工慎之。

伤寒病厥五日，热亦五日，设六日当复厥，不厥者自愈。厥终不过五日，以热五日，故知自愈。

阴胜则厥，阳胜则热。先厥五日，为阴胜。至六日，阳复胜。热亦五日，后复厥者，阴复胜，若不厥，为阳全胜，故自愈。经曰：发热四日，厥反三日，复热四日，厥少热多，其病为愈。

凡厥者，阴阳气不相顺接，便为厥。厥者，手足逆冷是也。

手之三阴三阳，相接于手十指；足之三阴三阳，相接于足十指。阳气内陷，阳不与阴相顺接，故手足为之厥冷也。

伤寒脉微而厥，至七八日肤冷，其人躁无暂安时者，此为脏厥，非为蛔厥也。蛔厥者，其人当吐蛔，令病者静，而复时烦，此为脏寒。蛔上入膈故烦，须臾复止。得食而呕，又烦者，蛔闻食臭出，其人当自吐蛔。蛔厥者，乌梅圆②主之，又主久利方。

脏厥者死，阳气绝也。蛔厥，虽厥而烦，吐蛔已，则静。不若脏厥而躁，无暂安时也。病人脏寒，胃虚，蛔动上膈，闻食臭出，因而吐蛔，与乌梅圆温脏安虫。

① 戴院使：即戴元礼。
② 圆：即"丸"，宋代避宋钦宗赵桓讳改。

乌梅圆方第一百

乌梅三百个，味酸温　　细辛六两，辛热　　干姜十两，辛热

黄连一斤，苦寒　　当归四两，辛温　　附子六两，炮，辛热　　蜀椒

四两，去子，辛热　　桂枝六两，辛热　　人参六两，甘温　　黄柏六

两，苦寒

上十味，异捣筛，合治之，以苦酒渍乌梅一宿，去核，蒸之五升米下，饭熟，捣成泥，和药令相得，内臼中，与蜜杵二千下，丸如梧桐子大，先食饮服十丸，日三服。稍加至二十丸，禁生冷、滑物、臭食等。

肺主气，肺欲收，急食酸以收之，乌梅之酸，以收肺气。脾欲缓，急食甘以缓之，人参之甘，以缓脾气。寒淫于内，以辛润之，以苦坚之，当归桂椒细辛之辛，以润内寒。寒淫所胜，平以辛热，姜附之辛热，以胜寒。蛔得甘则动，得苦则安，黄连黄柏之苦以安蛔。

伤寒，热少厥微，指头寒，默默不欲食，烦躁，数日小便利，色白者，此热除也，欲得食，其病为愈，若厥而呕，胸胁烦满者，其后必便血。

指头寒者，是厥微热少也。默默不欲食，烦躁者，邪热初传里也。数日之后，小便色白，里热去，欲得食，为胃气已和，其病为愈。厥阴之脉，挟胃贯膈，布胁肋，厥而呕，胸胁烦满者，传邪之热甚于里也。厥阴肝主血，后数日，热不去，又不得外泄，迫血下行，必致便血。

王宇泰云：设未欲食，宜干姜甘草汤。呕而胸胁烦满

者，少阳证也，少阳与厥阴为表里，邪干其腑，故呕而胸胁烦满也。肝主血，故后必便血。

　　病者手足厥冷，言我不结胸，小腹满，按之痛者，此冷结在膀胱关元也。

　　手足厥，不结胸者，无热也。小腹满，按之痛，下焦冷结也。

　　吴氏云：小腹满，俱是热病，惟冷结膀胱一证为寒，有手足厥冷可辨。

　　又云：小腹，下焦所治，当膀胱上口，主分别清浊，或用真武汤。

　　伤寒，发热四日，厥反三日，复热四日，厥少热多，其病当愈。四日至七日热不除者，其后必便脓血。

　　先热后厥者，阳气邪传里也。发热为邪气在表，至四日后厥者，传之阴也。后三日复传阳经，则复热。厥少则邪微，热多为阳胜，其病为愈。至七日传经尽，热除则愈。热不除者，为热气有余，内搏厥阴之血，其后必大便脓血。

　　伤寒厥四日，热反三日，复厥五日，其病为进。寒多热少，阳气退，故为进也。

　　伤寒阴胜者先厥，至四日邪传里，重阴必阳，却热三日。七日传经尽，当愈。若不愈而复厥者，传作再经。至四日则当复热，若不复热，至五日厥不除者，阴胜于阳，其病进也。

伤寒六七日，脉微，手足厥冷，烦躁，灸厥阴，厥不还者，死。

伤寒六七日，则正气当复，邪气当罢，脉浮身热为欲解。若反脉微而厥，则阴胜阳也。烦躁者，阳虚而争也，灸厥阴以复其阳。厥不还，则阳气已绝，不能复正而死。

伤寒发热，下利厥逆，躁不得卧者，死。

伤寒发热，邪在表也。下利厥逆，阳气虚也。躁不得卧者，病胜脏也，故死。

伤寒发热，下利至甚，厥不止者，死。

《金匮要略》曰：六腑气绝于外者，手足寒；五脏气绝于内者，利下不禁。伤寒发热，为邪气独甚。下利至甚，厥不止，为腑脏气绝，故死。

伤寒六七日不利，便发热而利，其人汗出不止者死，有阴无阳故也。

伤寒至七日，为邪正争之时，正胜则生，邪胜则死。始不下利，而暴忽发热下利，汗出不止者，邪气胜正，阳气脱也，故死。

伤寒五六日，不结胸，腹濡，脉虚复厥者，不可下，此为亡血，下之死。

伤寒五六日，邪气当作里实之时，若不结胸而腹濡者，里无热也。脉虚者，亡血也。复厥者，阳气少也，不可下，下之为重虚，故死。《金匮玉函》曰：虚者重泻，真气乃绝。

发热而厥，七日下利者，为难治。

发热而厥，邪传里也。至七日传经尽，则正气胜邪，当汗出而解。反下利，则邪气胜，里气虚，则为难治。

伤寒脉促，手足厥逆者，可灸之。

脉促，则为阳虚不相续；厥逆，则为阳虚不相接，灸之以助阳气。

王三阳云：厥逆则为阳虚。阳虚二字，当作阴胜二字，必有差讹。

伤寒脉滑而厥者，里有热也，白虎汤主之。

滑为阳，厥气内陷，是里热也，与白虎汤以散里热也。

手足厥寒，脉细欲绝者，当归四逆汤主之。

手足厥寒者，阳气外虚，不温四末，脉细欲绝者，阴血内弱，脉行不利，与当归四逆汤，助阳生阴也。

当归四逆汤方第一百一

当归三两，辛温　桂枝三两，辛热　芍药三两，酸寒　细辛二两，辛热　大枣二十五个，甘温　甘草二两，炙，甘平　通草二两，甘平

上七味，以水八升，煮取三升，去滓，温服一升，日三服。

《内经》曰：脉者，血之府①也。诸血者，皆属心。通

---

① 府：原作"腑"，据《素问·脉要精微论》改。

脉者，必先补心益血。苦先入心，当归之苦，以助心血。心苦缓，急食酸以收之，芍药之酸，以收心气。肝苦急，急食甘以缓之，大枣、甘草、通草之甘以缓阴血。

若其人内有久寒者，宜当归四逆加吴茱萸生姜汤主之。

茱萸辛温以散久寒，生姜辛温以行阳气。

当归①四逆加吴茱萸生姜汤方第一百二

当归三两　芍药三两　甘草二两，炙　通草二两　桂枝三两，去皮　细辛三两　生姜半斤，切　大枣二十五枚，擘　吴茱萸二升

上九味，以水六升，清酒六升和，煮取五升，去滓，温分五服，一方，水酒各四升。

大汗出，热不去，内拘急，四肢疼，又下利厥逆而恶寒者，四逆汤主之。

大汗出，则热当去，热反不去者，亡阳也。内拘急下利者，寒甚于里，四肢疼，厥逆而恶寒者，寒甚于表，与四逆汤，复阳散寒。

大汗，若大下利而厥冷者，四逆汤主之。

大汗，若大下利，内外虽殊，其亡津液损阳气则一也。阳虚阴胜，故生厥逆，与四逆汤，固阳退阴。

病人手足厥冷，脉乍紧者，邪结在胸中。心中满而

---

① 当归：原脱，据《伤寒论·辨厥阴病脉证并治》补。

烦，饥不能食者，病在胸中，当须吐之，宜瓜蒂散。

手足厥冷者，邪气内陷也。脉紧牢者为实，邪气入腑则脉沉。今脉乍紧，知邪结在胸中为实，故心下满而烦。胃中无邪则喜饥，以病在胸中，虽饥而不能食，与瓜蒂散，以吐胸中之邪。

伤寒厥而心下悸者，宜先治水，当服茯苓甘草汤，却治其厥，不尔，水渍入胃，必作利也。

《金匮要略》曰：水停心下，甚者则悸。厥虽寒胜，然以心下悸，为水饮内甚，先与茯苓甘草汤治其水，而后治其厥。若先治厥，则水饮浸渍入胃，必作下利。

伤寒六七日，大下后，寸脉沉而迟，手足厥逆，下部脉不至，咽喉不利，唾脓血，泄利不止者，为难治，麻黄升麻汤主之。

伤寒六七日，邪传厥阴之时，大下之后，下焦气虚，阳气内陷，寸脉迟而手足厥逆，下部脉不至。厥阴之脉，贯膈，上注肺，循喉咙。在厥阴随经射肺，因亡津液，遂成肺痿，咽喉不利，而吐脓血也。《金匮要略》曰：肺痿之病，从何得之？被快药下利，重亡津液，故得之。若泄利不止者，为里气大虚，故云难治。与麻黄升麻汤，以调肝肺之气。

麻黄升麻汤方第一百三

麻黄二两半，去节，甘温　升麻一两一分，甘平　当归一两一分，辛温　知母苦寒　黄芩苦寒　萎蕤甘平，各十八铢　石膏

碎，绵裹，甘寒　白术甘温　干姜辛热　芍药酸平　天门冬去心，甘平　桂枝辛热　茯苓甘平　甘草炙，甘平，各六铢

上十四味，以水一斗，先煮麻黄一两沸，去上沫，内诸药，煮取三升，去滓，分温三服。相去如炊三斗米顷，令尽汗出愈。

《玉函》曰：大热之气，寒以取之。甚热之气，以汗发之，麻黄、升麻之甘以发浮热。正气虚者，以辛润之，当归桂姜之辛以散寒。上热者，以苦泄之，知母、黄芩之苦凉心去热。津液少者，以甘润之，茯苓、白术之甘缓脾生津。肺燥气热，以酸收之，以甘缓之，芍药之酸以敛逆气，葳蕤、门冬、石膏、甘草之甘润肺除热。

伤寒四五日，腹中痛，若转气下趣少腹者，此欲自利也。

伤寒四五日，邪气传里之时，腹中痛，转气下趋少腹者，里虚遇寒，寒气下行，欲作自利也。

伤寒本自寒下，医复吐之，寒格，更逆吐下，若食入口即吐，干姜黄连黄芩人参汤主之。

伤寒邪自传表，为本自寒下，医反吐之，损伤正气，寒气内为格拒。经曰：格则吐逆。食入口即吐，谓之寒格。更复吐下，则重虚而死，是更逆吐下，与干姜黄连黄芩人参汤，以通寒格。

王宇泰云：按本自寒下，恐是本自吐下，玩复字可见。盖胃寒则吐，下寒则利，胃寒者不宜吐，医反吐之，

则伤胃气，遂成寒格。下文文气不贯，当有阙文。

张卿子云：本自寒下，如少阳一条，邪高痛下，所谓邪正分争，盖本为寒，而邪为热。《素问》云：风寒在下，燥热在上。

干姜黄连黄芩人参汤方第一百四

干姜辛热，去皮，三两　　黄连三两，去须，苦寒　　黄芩三两，苦寒　　人参三两，甘温

上四味，以水六升，煮取二升，去滓，分温再服。

辛以散之，甘以缓之，干姜、人参之甘辛，以补正气。苦以泄之，黄连、黄芩之苦以通寒格。

下利有微热而渴，脉弱者，令自愈。

下利，阴寒之疾，反大热者，逆。有微热而渴，里气方温也。经曰：诸弱发热。脉弱者，阳气得复也，令必自愈。

下利脉数，有微热汗出，令自愈，设复紧，为未解。

下利，阴病也，脉数，阳脉也，阴病见阳脉者生，微热汗出，阳气得通也，利必自愈。诸紧为寒，设复脉紧，阴气犹胜，故云未解。

下利，手足厥冷，无脉者，灸之。不温，若脉不还，反微喘者，死。

下利，手足厥逆无脉者，阴气独胜，阳气大虚也。灸之阳气复，手足温而脉还，为欲愈。若手足不温，脉不还者，阳已绝也，反微喘者，阳气脱也。

少阴负趺阳者，为顺也。

少阴肾水，趺阳脾土。下利为肾邪干脾，水不胜土，则为微邪，故为顺也。

下利，寸脉反浮数，尺中自涩者，必清脓血。

下利者，脉当沉而迟，反浮数者，里有热也。涩为无血，尺中自涩者，肠胃血散也，随利下，必便脓血。清与圊通，《脉经》曰：清者，厕也。

下利清谷，不可攻表，汗出必胀满。

下利者，脾胃虚也。胃为津液之主，发汗亡津液，则胃气愈虚，必胀满。

下利，脉沉弦者，下重也。脉大者，为未止，脉微弱数者，为欲自止，虽发热，不死。

沉为在里，弦为拘急，里气不足，是主下重。大则病进，此利未止。脉微弱数者，邪气微而阳气复，为欲自止，虽发热止由阳胜，非大逆也。

下利，脉沉而迟，其人面少赤，身有微热，下利清谷者，必郁冒汗出而解，病人必微厥。所以然者，其面戴阳，下虚故也。

下利清谷，脉沉而迟，里有寒也。面少赤，身有微热，表未解也，病人微厥。《针经》曰：下虚则厥。表邪欲解，临汗之时，以里先虚，必郁冒，然后汗出而解也。

下利，脉数而渴者，令自愈。设不瘥，必清脓血，以有热故也。

经曰：脉数不解，而下不止，必协热便脓血也。

下利后，脉绝，手足厥冷，晬时脉还，手足温者生，脉不还者死。

下利后脉绝，手足厥冷者，无阳也。晬时，周时也。周时厥愈，脉出为阳气复，则生。若手足不温，脉不还者，为阳气绝，则死。

伤寒下利，日十余行，脉反实者，死。

下利者，里虚也，脉当微弱，反实者，病胜脏也，故死。《难经》曰：脉不应病，病不应脉，是为死病。

下利清谷，里寒外热，汗出而厥者，通脉四逆汤主之。

下利清谷为里寒，身热不解为外热。汗出，阳气通行于外，则未当厥。其汗出而厥者，阳气太虚也，与通脉四逆汤，以固阳气。

热利下重者，白头翁汤主之。

利则津液少，热则伤气，气虚下利，致后重也，与白头翁汤散热厚肠。

白头翁汤方第一百五

白头翁三两，苦寒　黄连三两，去须，苦寒　黄柏三两，去皮，苦寒　秦皮三两，苦寒

上四味，以水七升，煮取二升，去滓，温服一升，不愈，更服一升。

《内经》曰：肾欲坚，急食苦以坚之。利则下焦虚，

是以纯苦之剂坚之。

下利腹胀满，身体疼痛者，先温其里，乃攻其表，温里四逆汤，攻表桂枝汤。

下利腹满者，里有虚寒，先与四逆汤温里。身疼痛，为表未解，利止里和，与桂枝汤攻表。

下利欲饮水者，以有热故也，白头翁汤主之。

自利不渴为脏寒，与四逆汤以温脏。下利饮水为有热，与白头翁汤以凉中。

罗天益①云：少阴自利而渴，乃下焦虚寒，而用四逆者，恐不可以渴不渴分热寒也，正当以小便黄白别之耳。

下利谵语者，有燥屎也，宜小承气汤。

经曰：实则谵语。有燥屎为胃实，下利为肠虚。与小承气汤，以下燥屎。

下利后更烦，按之心下濡者，为虚烦也，宜栀子豉汤。

下利后不烦，为欲解。若更烦而心下坚者，恐为谷烦。此烦而心下濡者，是邪热乘虚，客于胸中，为虚烦也，与栀子豉汤，吐之则愈。

呕家有痈脓者，不可治呕，脓尽自愈。

胃脘有痈，则呕而吐脓，不可治呕，得脓尽，呕亦自愈。

呕而脉弱，小便复利，身有微热，见厥者，难治，四

---

① 罗天益：元代医家，字谦甫。撰《卫生宝鉴》等书。

逆汤主之。

呕而脉弱，为邪气传里。呕则气上逆，而小便当不利。小便复利者，里虚也。身有微热见厥者，阴胜阳也，为难治，与四逆汤，温里助阳。

干呕，吐涎沫，头痛者，吴茱萸汤主之。

干呕，吐涎沫者，里寒也。头痛者，寒气上攻也。与吴茱萸汤，温里散寒。

呕而发热者，小柴胡汤主之。

经曰：呕而发热者，柴胡证具。

伤寒，大吐大下之，极虚，复极汗出者，以其人外气怫郁，复与之水，以发其汗，因得哕。所以然者，胃中寒冷故也。

大吐大下，胃气极虚，复极发汗，又亡阳气。外邪怫郁于表，则身热，医与之水，以发其汗，胃虚得水，虚寒相搏，成哕也。

或云吴茱萸汤、理中汤。

《活人》云橘皮干姜汤、羌活附子散、半夏生姜汤、退阴散。

伤寒哕而腹满，视其前后，知何部不利，利之则愈。

哕而腹满，气上而不下也。视其前后部，有不利者即利之，以降其气。前部，小便也；后部，大便也。

《活人》云：前部宜猪苓汤，后部宜调胃承气汤。

辨霍乱病脉证并治第十三

问曰：病有霍乱者何？答曰：呕吐而利，名曰霍乱。

三焦者，水谷之道路。邪在上焦，则吐而不利；邪在下焦，则利而不吐；邪在中焦，则既吐且利。以饮食不节，寒热不调，清浊相干，阴阳乖隔，遂成霍乱。轻者止曰吐利，重者挥霍撩乱，名曰霍乱。

问曰：病发热头痛，身疼恶寒，吐利者，此属何病？答曰：此名霍乱，自吐下，又利止，复更发热也。

发热头痛，身疼恶寒者，本是伤寒，因邪入里，伤于脾胃，上吐下利，令为霍乱。利止里和，复更发热者，还是伤寒，必汗出而解。

伤寒其脉微涩者，本是霍乱，今是伤寒，却四五日，至阴经上转入阴，必利。本呕下利者，不可治也。欲似大便而反矢气，仍不利者，属阳明也，便必硬，十三日愈，所以然者，经尽故也。

微为亡阳，涩为亡血。伤寒脉微涩，则本是霍乱，吐利亡阳、亡血。吐利止，伤寒之邪未已，还是伤寒。却四五日，邪传阴经之时，里虚遇邪，必作自利。本呕者，邪甚于上。又利者，邪甚于下。先霍乱，里气太虚，又伤寒之邪，再传为吐利，是重虚也，故为不治。若欲似大便而反矢气，仍不利者，利为虚，不利为实，欲大便而反矢气，里气热也，此属阳明，便必硬也。十三日愈者，伤寒六日，传遍三阴三阳，后六日再传经尽，则阴阳之气和，大邪之气去而愈也。

下利后，当便硬，硬则能食者，愈。今反不能食，到后经中，颇能食，复过一经能食，过之一日当愈。不愈者，不属阳明也。

下利后亡津液，当便硬，能食为胃和，必自愈。不能食者为未和，到后经中，为复过一经，言七日后再经也。颇能食者，胃气方和，过一日当愈不愈者，暴热使之能食，非阳明气和也。

恶寒，脉微而复利，利止，亡血也，四逆加人参汤主之。

恶寒脉微而利者，阳虚阴胜也。利止则津液内竭，故云亡血。《金匮玉函》曰：水竭则无血。与四逆汤温经助阳，加人参生津液益血。

霍乱，头痛发热，身疼痛，热多欲饮水者，五苓散主之。寒多不用水者，理中丸主之。

头痛发热，则邪自风寒而来。中焦为寒热相半之分，邪稍高者居阳分，则为热，热多欲饮水者，与五苓散以散之。邪稍下者居阴分，则为寒。寒多不用水者，与理中丸温之。

理中丸方第一百七

人参甘温　甘草炙，甘平　白术甘温　干姜辛热　以上各三两

上四味，捣筛为末，蜜和，丸如鸡黄大，以沸汤数合，和一丸，研碎，温服之，日三服，夜二服。腹中未热，益至三四丸，然不及汤。汤法，以四物依两数切用，水八升，煮取三升，去滓，温服一升，日三服，

加减法

《内经》曰：脾欲缓，急食甘以缓之，用甘补之。人参、白术、甘草之甘以缓脾气调中。寒淫所胜，平以辛热，干姜之辛，以温胃散寒。

后加减法

若脐上筑者，肾气动也，去术，加桂四两。

脾虚肾气动者，脐上筑动。《内经》曰：甘者令人中满。术甘壅补，桂泄奔豚，是相易也。

吐多者，去术，加生姜三两。

呕家不喜甘，故去术。呕家多服生姜，以辛散之。

下多者，还用术。悸者，加茯苓二两。

下多者，用术以去湿。悸加茯苓以导气。

渴欲得水者，加术，足前成四两半。

津液不足则渴，术甘以缓之。

腹中痛者，加人参，足前成四两半。

里虚则痛，加人参以补之。

寒者，加干姜，足前成四两半。

寒淫所胜，平以辛热。

腹满者，去术，加附子一枚。服汤后，如食顷，饮热粥一升许，微自温，勿发揭衣被。

胃虚则气壅腹满，甘令人中满，是去术也。附子之辛，以补阳散壅。

《活人》云：或四肢拘急，或转筋者，亦去术加附子。

吐利止，而身痛不休者，当消息和解其外，宜桂枝汤小和之。

吐利止，里和也。身痛不休，表未解也，与桂枝汤小和之。《外台》云：里和表病，汗之则愈。

吐利汗出，发热恶寒，四肢拘急，手足厥冷者，四逆汤主之。

上吐下利，里虚汗出，发热恶寒，表未解也。四肢拘急，手足厥冷，阳虚阴胜也。与四逆汤，助阳退阴。

既吐且利，小便复利，而大汗出，下利清谷，内寒外热，脉微欲绝者，四逆汤主之。

吐利亡津液，则小便当少，小便复利而大汗出，津液不禁，阳气大虚也。脉微为亡阳，若无外热，但内寒，下利清谷，为纯阴。此以外热为阳未绝，犹可与四逆汤救之。

吐已下断，汗出而厥，四肢拘急不解，脉微欲绝者，通脉四逆加猪胆汁汤主之。

吐已下断，津液内竭，则不当汗出，汗出者不当厥，今汗出而厥，四肢拘急不解，脉微欲绝者，阳气大虚，阴气独胜也。若纯与阳药，恐阴为格拒，或呕或躁，不得复入也，与通脉四逆汤加猪胆汁，胆苦入心而通脉，胆寒补肝而和阴，引置汤药，不被格拒。《内经》曰：微者逆之，甚者从之。此之谓也。

四逆加猪胆汁汤方第一百八

于四逆汤方内，加入猪胆汁半合，余依前法服。如无猪胆，以羊胆代之。

吐利发汗，脉平，小烦者，以新虚不胜谷气故也。

《内经》曰：食入于阴，长气于阳。新虚不胜谷气，是生小烦。

辨阴阳易瘥后劳复病证并治第十四

伤寒，阴阳易之为病，其人身体重，少气，少腹里急，或引阴中拘挛，热上冲胸，头重不欲举，眼中生花，膝胫拘急者，烧裈①散主之。

大病新瘥，血气未复，余热未尽，强合阴阳得病者，名曰易。男子新病瘥，未平复，而妇人与之交，得病，名曰阳易。妇人新病瘥，未平复，男子与之交，得病，名曰阴易。以阴阳相感，动其余毒相染着，如换易也。其人病

---

① 裈（kūn 昆）：有裆的裤。

身体重，少气者，损动真气也。少腹里急，引阴中拘挛，膝胫拘急，阴气极也。热上冲胸，头重不欲举，眼中生花者，感动之毒，所易之气薰蒸于上也。与烧裈散，以导阴气。

烧裈散方第一百九

上取妇人中裈近隐处，剪烧灰，以水和服方寸匕，日三服，小便即利，阴头微肿则愈。妇人病，取男子裈当①烧灰。

张兼善云：易病之为合。阴阳感动余邪，而其人正气本虚，故能染着，同用烧裈散，以诱安正气，正气安，余邪自平矣。

大病瘥后，劳复者，枳实栀子汤主之。若有宿食者，加大黄，如博②棋子大五六枚。

病有劳复，有食复。伤寒新瘥，血气未平，余热未尽，早作劳动病者，名曰劳复；病热少愈而强食之，热有所藏，因其谷气留传，两阳相合而病者，名曰食复。劳复则热气浮越，与枳实栀子豉汤以解之。食复则胃有宿积，加大黄以下之。

枳实栀子豉汤方第一百十

枳实三枚，炙，苦寒　栀子十四枚，擘，苦寒　豉一升，绵

---

① 当：同"裆"。两条裤筒相连在一起的地方。
② 抟（tuán 团）：通"团"，圆。《字汇·心部》："抟，古作团字。"

裹，苦寒

上三味，以清浆水^①七升，空^②煮，取四升，内枳实、栀子，煮取二升，下豉，更煮五六沸，去滓，温分再服，覆令微似汗。

枳实栀子豉汤，则应吐剂。此云覆令微似汗出者，以其热聚于上，苦则吐之；热散于表者，苦则发之。《内经》曰：火淫所胜，以苦发之。此之谓也。

王宇泰云：伤寒之邪自外入，劳复之邪自内发，汗吐下随宜施治。

伤寒瘥已后，更发热者，小柴胡汤主之。脉浮者，以汗解之，脉沉实者，以下解之。

瘥后余热未尽，更发热者，与小柴胡汤以和解之。脉浮者，热在表也，故以汗解；脉沉者，热在里也，故以下解之。

大病瘥后，从腰以下有水气者，牡蛎泽泻散主之。

大病瘥后，脾胃气虚，不能制约肾水，水溢下焦，腰以下为肿也。《金匮要略》曰：腰以下肿当利小便。与牡蛎泽泻散，利小便而散水也。

牡蛎泽泻散方第一百十一

牡蛎咸平，熬　泽泻咸寒　栝蒌根苦寒　蜀漆辛平，洗去

---

① 清浆水：即酸浆水。出自《伤寒论》。调中和胃，解渴除烦。主治热扰胸膈，心烦懊恼，胸脘胀满。

② 空：仲景全书本作"令"。

腥　葶苈苦寒，熬　商陆根熬，辛酸咸平　海藻咸寒，洗去咸
以上各等分

上七味，异捣下筛为散，更入臼中治之，白饮和服方
寸匕，小便利，止后服，日三服。

咸味涌泄，牡蛎、泽泻、海藻之咸，以泄水气。《内
经》曰：湿淫于内，平以苦，佐以酸辛，以苦泄之。蜀
漆、葶苈、栝蒌、商陆之酸辛与苦，以导肿湿。

大病瘥后，喜唾，久不了了者，胃上有寒，当以丸药
温之，宜理中丸。

汗后阳气不足，胃中虚寒，不内津液，故喜唾。不了
了，与理中丸，以温其胃。

伤寒解后，虚羸少气，气逆欲吐者，竹叶石膏汤
主之。

伤寒解后，津液不足而虚羸，余热未尽，热则伤气，
故少气，气逆欲吐，与竹叶石膏汤，调胃散热。

竹叶石膏汤方第一百十二

竹叶二把，辛平　石膏一斤，甘寒　半夏半升，洗，辛温
人参三两，甘温　甘草二两，甘平，炙　粳米半升，甘微寒　麦
门冬一升，甘平，去心

上七味，以水一斗，煮取六升，去滓，内粳米，煮米
熟，汤成去米，温服一升，日三服。

辛甘发散而除热，竹叶、石膏、甘草之甘辛以发散余
热。甘缓脾而益气，麦门冬、人参、粳米之甘以补不足。

辛者散也，气逆者欲其散，半夏之辛以散逆气。

病人脉已解，而日暮微烦，以病新瘥，人强与谷，脾胃气尚弱，不能消谷，故令微烦，损谷则愈。

阳明王于申、酉、戌，宿食在胃，故日暮微烦，当小下之，以损宿谷。

辨不可发汗病脉证并治第十五

夫以为疾病至急，仓卒寻按，要者难得，故重集诸可与不可方治，比之三阴三阳篇中，此易见也。又时有不止是三阴三阳，出在诸可与不可中也。

诸不可汗，不可下，病证药方，前三阴三阳篇中，经注已具者，更不复出。其余无者，于此以后，经注备见。

脉濡而弱，弱反在关，濡反在巅，微反在上，涩反在下。微则阳气不足，涩则无血，阳气反微，中风汗出，而反躁烦。涩则无血，厥而且寒，阳微发汗，躁不得眠。

寸关为阳脉当浮盛，弱反在关，则里气不及。濡反在巅，则表气不逮。卫行脉外，浮为在上以候卫。微反在上，是阳气不足。荣行脉中，沉为在下以候荣。涩反在下，是无血也。阳微不能固外，腠理开疏，风因客之，故令汗出而躁烦。无血则阴虚，不与阳相顺接，故厥而且寒。阳微无津液，则不能作汗，若发汗则必亡阳而躁。经曰：汗多亡阳，遂虚，恶风，烦躁，不得眠也。

动气在右，不可发汗，发汗则衄而渴，心苦烦，饮即吐水。

　　动气者，筑筑然气动也。在右者，在脐之右也。《难经》曰：肺内证，脐右有动气，按之牢，若痛。肺气不治，正气内虚，气动于脐之右也。发汗则动肺气，肺主气，开窍于鼻，气虚则不能卫血，血溢妄行，随气出于鼻为衄。亡津液，胃燥则烦渴而心苦烦。肺恶寒，饮冷则伤肺，故饮即吐水。

　　《活人》云：先服五苓散三服，次服竹叶汤。

**　　动气在左，不可发汗，发汗则头眩，汗不止，筋惕肉瞤。**

　　《难经》曰：肝内证，脐左有动气，按之牢，若痛。肝气不治，正气内虚，气动于脐之左也。肝为阴之主，发汗，汗不止，则亡阳外虚，故头眩，筋惕肉瞤。《针经》曰：上虚则眩。

　　《活人》云：先服防风、白术、牡蛎，汗止，次服建中汤。

**　　动气在上，不可发汗。发汗则气上冲，正在心端。**

　　《难经》曰：心内证，脐上有动气，按之牢，若痛。心气不治，正气内虚，气动于脐之上也。心为阳，发汗亡阳，则愈损心气。肾乘心虚，欲上凌心，故气上冲，正在心端。

《活人》云：宜服李根汤①。

动气在下，不可发汗。发汗则无汗，心中太烦，骨节苦疼，目晕，恶寒，食则反吐，谷不得前。

《难经》曰：肾内证，脐下有动气，按之牢，若痛。肾气不治，正气内虚，动气发于脐之下也。肾者主水，发汗则无汗者，水不足也。心中大烦者，肾虚不能制心火也。骨节苦疼者，肾主骨也。目晕者，肾病则目䀮䀮②，如无所见。恶寒者，肾主寒也。食则反吐，谷不得前者，肾水干也。王冰③曰：病呕而吐，食久反出，是无水也。

《活人》云：先服大橘皮汤，吐止，后服小建中汤。

咽中闭塞，不可发汗。发汗则吐血，气欲绝，手足厥冷，欲得蜷卧，不能自温。

咽门者，胃之系，胃经不和，则咽内不利。发汗攻阳，血随发散而上，必吐血也。胃经不和，而反攻表，则阳虚于外，故气欲绝，手足冷，欲蜷而不能自温。

诸脉得数，动微弱者，不可发汗。发汗则大便难，腹中干，胃燥而烦，其形相像，根本异源。

动数之脉，为热在表；微弱之脉，为热在里。发汗亡津液，则热气愈甚，胃中干燥，故大便难，腹中干，胃燥而烦。根本虽有表里之异，逆治之后，热传之则一，是以

① 李根汤：方名。出自《活人书》卷十六。由半夏、当归、芍药、茯苓、桂枝、黄芩、甘草、甘李根白皮组成。主治伤寒上气，正在心端。

② 目䀮䀮：症状名。即目昏。出自王焘《外台秘要方》。

③ 王冰：唐代医学家，号启玄子。撰《黄帝内经素问注》等。

病形相像也。

脉微而弱，弱反在关，濡反在巅，弦反在上，微反在下。弦为阳运，微为阴寒，上实下虚，意欲得温。微弦为虚，不可发汗。发汗则寒栗，不能自还。

弦在上，则风伤气。风胜者，阳为之运动。微在下，则寒伤血。血伤者，里为之阴寒。外气怫郁为上实，里有阴寒为下虚。表热里寒，意欲得温，若反发汗，亡阳阴独，故寒栗不能自还。

咳者则剧，数吐涎沫，咽中必干，小便不利，心中饥烦，晬时而发，其形似疟，有寒无热，虚而寒栗，咳而发汗，蜷而苦满，腹中复坚。

肺寒气逆，咳者则剧。吐涎沫，亡津液，咽中必干，小便不利，膈中阳气虚，心中饥而烦。一日一夜，气大会于肺，邪正相击，晬时而发，形如寒疟，但寒无热，虚而寒栗。发汗攻阳，则阳气愈虚，阴寒愈甚，故蜷而苦满，腹中复坚。

厥，脉紧，不可发汗，发汗则声乱、咽嘶、舌萎，声不得前。

厥而脉紧，则少阴伤寒也，法当温里，而反发汗，则损少阴之气。少阴之脉，入肺中，循喉咙，挟舌本。肾为之本，肺为之标，本虚则标弱，故声乱、咽嘶、舌萎，声不得前。

诸逆发汗，病微者难瘥，剧者言乱，目眩者死，命将难全。

不可发汗，而强发之，轻者因发汗而重，而难瘥。重者脱其阴阳之气，言乱，目眩而死。《难经》曰：脱阳者见鬼，是此言乱也；脱阴者目盲，是此目眩也。眩非玄而见玄，是近于盲也。

咳而小便利，若失小便者，不可发汗，汗出则四肢厥，逆冷。

肺经虚冷，上虚不能治下者，咳而小便利，或失小便。上虚发汗，则阳气外亡。四肢者，诸阳之本，阳虚则不与阴相接，故四肢厥，逆冷。

伤寒头痛，翕翕发热，形象中风，常微汗出，自呕者，下之益烦，心中懊𢡋如饥，发汗则致痉，身强，难以屈伸，熏之则发黄，不得小便，灸则发咳唾。

伤寒当无汗恶寒，今头痛发热，微汗出，自呕，则伤寒之邪传而为热，欲行于里。若反下之，邪热乘虚流于胸中，为虚烦，心懊𢡋如饥。若发汗，则虚表，热归经络，热甚生风，故身强直而成痉。若熏之，则火热相合，消烁津液，故小便不利而发黄。肺恶火，灸则火热伤肺，必发咳嗽而唾脓。

《永类钤方》① 云：伤寒发汗有四难：凡发热头疼，有汗而非无汗，恶风而非恶寒，例发其汗，汗不止为漏风，

① 永类钤方：南宋医家李仲南撰，二十二卷。

张卿子伤寒论

二六四

间有发而为痉者，此分外症发汗之一难也。至于发热头痛，尺脉迟者，为荣虚血少，不可发汗。发热头痛，脉弦细，属少阳，不可汗，汗则谵语，此分脉发汗之二难也。动气在左不可汗，汗则头眩，汗不止，则筋惕肉瞤；动气在右不可汗，汗则衄而渴，心烦，饮则吐水；动气在上不可汗，汗则气冲心；动气在下不可汗，汗则无汗，心烦骨节疼，此分内证发汗之三难也。春宜汗，不可大发，以阳气尚微。冬不大汗，以阳气伏藏，汗之必吐利，口烂生疮。此知时发汗之四难也。

辨①可发汗证并治第十六

大法，春夏宜发汗。

春夏阳气在外，邪气亦在外，故可发汗。

凡发汗，欲令手足俱周，时出似漐漐然，一时间许亦佳，不可令如水流漓。若病不解，当重发汗，汗多必亡阳，阳虚不得重发汗也。

汗缓缓出，则表里之邪悉去。汗大出，则邪气不除，但亡阳也。阳虚为无津液，故不可重发汗。

凡服汤发汗，中病便止，不必尽剂。

汗多则亡阳。

凡云可发汗，无汤者，丸散亦可用，要以汗出为解。

---

① 辨：原作"辩"，据宋本《伤寒论》改。下同。

然不如汤随证良验。

《圣济经》云：汤液主治，本乎腠理壅郁。除邪气者，于汤为宜。《金匮玉函》曰：水能净万物。故用汤也。

夫病脉浮大，问病者，言但便硬尔。设利者，为大逆。硬为实，汗出而解，何以故？脉浮，当以汗解。

经曰：脉浮大应发汗，医反下之，为大逆。便硬难，虽为里实，亦当先解其外，若下利药，是为大逆。结胸虽急，脉浮大，犹不可下，下之即死，况此便难乎！经曰：本发汗而复下之，此为逆。若先发汗，治不为逆。

下利后，身疼痛，清便自调者，急当救表，宜桂枝汤发汗。

《外台》云：里和表病，汗之则愈。

辨发汗后病脉证并治第十七

发汗多，亡阳谵语者，不可下，与柴胡桂枝汤和其荣卫，以通津液，后自愈。

胃为水谷之海，津液之主，发汗多，亡津液，胃中燥，必发谵语。此非实热，则不可下，与柴胡桂枝汤和其荣卫，通行津液。津液生则胃润，谵语自止。

此一卷第十七篇凡三十一证，前有详说。

辨不可吐第十八

合四证已具太阳篇中。

辨可①吐第十九

大法，春宜吐。

春时阳气在上，邪气亦在上，故宜吐。

凡用吐汤，中病即止，不必尽剂也。

要在适当，不欲过也。

病胸上诸实，胸中郁郁而痛，不能食，欲使人按之，而反有涎唾，下利日十余行，其脉反迟，寸口脉微滑，此可吐之，吐之利则止。

胸上诸实，或痰实，或热郁，或寒结胸中，郁而痛，不能食，欲使人按之，反有涎唾者，邪在下。按之气下而无涎唾，此按之反有涎唾者，知邪在胸中。经曰：下利，脉迟而滑者，内实也。今下利日十余行，其脉反迟，寸口脉微滑，是上实也，故可吐之。《玉函》② 曰：上盛不已，吐而夺之。

宿食在上脘者，当吐之。

宿食在中下脘者，则宜下。宿食在上脘，则当吐。《内经》曰：其高者，因而越之；其下者，引而竭之。

病人手足厥冷，脉乍结，以客气在胸中，心中满而烦，欲食不能食者，病在胸中，当吐之。

此与第六卷厥阴门瓜蒂散证同，彼云脉乍紧，此云脉

---

① 可：此前原衍"不"字，据《伤寒论·辨可吐》删。

② 玉函经：即《金匮玉函经》。东汉张仲景撰，八卷。

乍结，惟此有异。紧为内实，乍紧则实未深，是邪在胸中。结为结实，乍结则结未深，是邪在胸中，所以证治俱同也。

吴氏云：凡病在膈上者，脉大胸满多痰者，食在胃口脉滑者，俱宜吐之。华佗谓伤寒三四日，邪在胸中者，宜吐之。凡吐用瓜蒂散，或淡盐汤，或温茶汤与之。如人弱者，以人参芦汤吐之亦可。若痰多者，以二陈汤一瓯①，乘热与之，以指探喉中，即吐也。凡老人怯弱，与病劳内伤虚人，并妇人胎前产后，血虚脉弱小者，皆不可吐。凡药发吐者，如防风、桔梗、山栀，只用一味煎汤，温服之，则吐。盖误吐，则损人上焦元气，为患非轻，可不慎哉！

辨不可下病脉证并治第二十

脉濡而弱，弱反在关，濡反在巅，微反在上，涩反在下。微则阳气不足，涩则无血，阳气反微，中风汗出而反躁烦。涩则无血，厥而且寒，阳微不可下，下之则心下痞硬。

阳微下之，阳气已虚，阴气内甚，故心下痞硬。

动气在右，不可下，下之则津液内竭，咽燥鼻干，头眩心悸也。

---

① 瓯：瓦器。

动气在右，肺之动也，下之，伤胃动肺，津液内竭。咽燥鼻干者，肺属金，主燥也。头眩心悸者，肺主气而虚也。

动气在左，不可下，下之则腹内拘急，食不下，动气更剧，虽有身热，卧则欲蜷。

动气在左，肝之动也，下之损脾，而肝气益胜，复行于脾，故腹内拘急，食不下，动气更剧也。虽有身热，以里气不足，故卧则欲蜷。

动气在上，不可下，下之则掌握热烦，身上浮冷，热汗自泄，欲得水自灌。

动气在上，心之动也，下之则伤胃，内动心气。心为火，主热。《针经》曰：心所生病者，掌中热。肝为脏中之阴，病则虽有身热，卧则欲蜷，作表热里寒也。心为脏中之阳，病则身上浮冷，热汗自泄，欲得水自灌，作表寒里热也。二脏阴阳寒热，明可见焉。

动气在下，不可下，下之则腹胀满，卒起头眩，食则下清谷，心下痞也。

动气在下，肾之动也，下之则伤脾，肾气则动。肾寒乘脾，故有腹满头眩，下清谷，心下痞之证也。

咽中闭塞不可下，下之则上轻下重，水浆不下，卧则欲蜷，身急痛，下利日数十行。

咽中闭塞，胃已不利也，下之则闭塞之邪为上轻，复伤胃气为下重，至水浆不下，卧则欲蜷，身急痛，下利日数十行，知虚寒也。

诸外实者，不可下，下之则发微热，若亡脉，厥者，当脐握热。

外实者，表热也，汗之则愈，下之为逆。下后里虚，表热内陷，故发微热，厥深者，热亦深。亡脉厥者，则阳气深陷，客于下焦，故当脐握热。

诸虚者不可下，下之则大渴，求水者欲愈，恶水者剧。

《金匮玉函》曰：虚者十补，勿一泻之。虚家下之为重虚，内竭津液，故令大渴。求水者，阳气未竭，而犹可愈；恶水者，阳气已竭，则难可制。

脉濡而弱，弱反在关，濡反在巅，弦反在上，微反在下。弦为阳运，微为阴寒，上实下虚，意欲得温。微弦为虚，虚者不可下也。

虚家下之，是为重虚。《难经》曰：实实虚虚，损不足，益有余。此者，是中工所害也。

微则为咳，咳则吐涎。下之则咳止而利因不休，利不休则胸中如虫啮，粥入则出，小便不利，两胁拘急。喘息为难，颈背相引，臂则不仁，极寒反汗出，身冷若冰，眼睛不慧，语言不休，而谷气多入，此为除中，口虽欲言，舌不得前。

《内经》曰：感于寒，则受病。微则为咳，甚则为泄、为痛。肺感微寒为咳，则脉亦微也。下之气下，咳虽止而利因不休。利不休则夺正气而成危恶。胸中如虫啮，粥入则出，小便不利，两胁拘急，喘息为难者，里气损也。颈背相引，臂为不仁，极寒反汗出，身冷如冰者，表气损也。表里损极，至阴阳俱脱，眼睛不慧，语言不休。《难经》曰：脱阳者见鬼，脱阴者目盲。阴阳脱者，应不能食，而谷多入者，此为除中，是胃气除去也。口虽欲言，舌不得前，气已衰脱，不能运也。

脉濡而弱，弱反在关，濡反在巅，浮反在上，数反在下。浮为阳虚，数为无血，浮为虚，数为热。浮为虚，自汗出而恶寒；数为痛，振寒而栗。微弱在关，胸下为急，喘汗而不得呼吸。呼吸之中，痛在于胁，振寒相搏，形如疟状，医反下之，故令脉数发热，狂走见鬼，心下为痞，小便淋沥，小腹甚硬，小便则尿血也。

弱在关，则阴气内弱；濡在巅，则阳气外弱。浮为虚，浮在上，则卫不足也，故云阳虚。阳虚不固，故腠理汗出，恶寒。数亦为虚，数在下则荣不及，故云亡血。亡血则不能温润腑脏，脉数而痛，振而寒栗。微弱在关，邪气传里也，里虚遇邪，胸下为急，喘而汗出，胁下引痛，振寒如疟，此里邪未实，表邪未解，医反下之，里气益虚，邪热内陷，故脉数发热，狂走见鬼，心下为痞，此热陷于中焦者也。若热气深陷，则客于下焦，使小便淋沥，小腹甚硬，小便尿血也。

脉濡而紧，濡则胃气微，紧则荣中寒。阳微卫中风，发热而恶寒。荣紧卫气冷，微呕心内烦。医为有大热，解肌而发汗，亡阳虚烦躁，心下苦痞坚。表里俱虚竭，卒起而头眩。客热在皮肤，怅怏不得眠。不知胃气冷，紧寒在关元。技巧无所施，汲水灌其身。客热应时罢，栗栗而振寒。重被而覆之，汗出而冒巅。体惕而又振，小便为微难。寒气因水发，清谷不容间。呕变反肠出，颠倒不得安。手足为微逆，身冷而内烦。迟欲从后救，安可复追还。

胃冷荣寒，阳微中风，发热恶寒，微呕心烦。医不温胃，反为有热，解肌①发汗，则表虚亡阳，烦躁，心下痞坚。先里不足，发汗又虚其表，表里俱虚竭，卒起头眩。客热在表，怅怏不得眠。医不救里，但责表热，汲水灌洗以却热，客热易罢，里寒益增，栗而振寒，复以重被覆之，表虚遂汗出，愈使阳气虚也。巅，顶也，巅冒而体振寒，小便难者，亡阳也。寒因水发，下为清谷，上为呕吐，外有厥逆，内为躁烦，颠倒不安，虽欲拯救，不可得也。《本草》曰：病势已过，命将难全。

张卿子云：除脉濡而紧四字为题，自是一首汉人古诗，为清凉解利之戒。孙思邈所谓伤寒于大毒诸寒药者，比比也。

脉浮而大，浮为气实，大为血虚，血虚为无阴，孤阳

---

① 肌：原作"饥"，据文义改。

独下阴部者，小便当赤而难，胞中当虚，今反小便利而大汗出，法应卫家当微，今反更实，津液四射，荣竭血尽，干烦而不得眠。血薄肉消，而成暴液，医复以毒药攻其胃，此为重虚，客阳去有期，必下如污泥而死。

卫为阳，荣为阴。卫气强实，阴血虚弱，阳乘阴虚，下至阴部。阴部，下焦也。阳为热，则消津液，当小便赤而难。今反小便利而大汗出者，阴气内弱也。经曰：阴弱者汗自出。是以卫家不微，而反更实，荣竭血尽，干烦而不眠，血薄则肉消而成暴液者，津液四射也，医反下之，又虚其里，是为重虚，孤阳因下而又脱去，气血皆竭，胃气内尽，必下如污泥而死也。

脉数者，久数不止，止则邪结，正气不能复，正气却结于脏，故邪气浮之，与皮毛相得，脉数者不可下，下之则必烦，利不止。

数为热，止则邪气结于经络之间，正气不能复行于表，则邪结于脏，邪气独浮于皮毛。下之虚其里，邪热乘虚而入，里虚叶①热，必烦，利不止。

脉浮大，应发汗，医反下之，此为大逆。

浮大属表，故不可下。

病欲吐者不可下，呕多虽有阳明证，不可攻之。

为邪犹在胸中也。

---

① 叶：音义同"协"。合洽。

太阳病，外证未解，不可下，下之为逆。

表未解者，虽有里证，亦不可下，当先解外为顺，若反下之，则为逆也。经曰：本发汗而反下之，此为逆也。若先发汗，治不为逆。

夫病阳多者热，下之则硬。

阳热证多，则津液少，下之，虽除热，复损津液，必便难也。或谓阳多者表热也，下之则心下硬。

戴元礼云：阳明下证已具，其人喘嗽，或微恶寒，为太阳阳明。或往来寒热，为少阳阳明。于阳明证中而有太阳少阳证未罢，此非正阳明也，慎未可遽下，所以古注阳明有三，常须识此。

无阳阴强，大便硬者，下之，则必清谷，腹满。

无阳者，亡津液也。阴强者，寒多也。大便硬，则为阴结，下之虚胃，阴寒内甚，必清谷腹满。

伤寒发热，头痛，微汗出，发汗则不识人。熏之则喘，不得小便，心腹满。下之则短气，小便难，头痛背强，加温针则衄。

伤寒则无汗，发热头痛，微汗出者，寒邪变热，欲传于里也。发汗则亡阳增热，故不识人。若以火熏之，则火热伤气，内消津液，结为里实，故喘，不得小便，心腹满。若反下之，则内虚津液，邪欲入里，外动经络，故短气，小便难，头痛背强。若加温针，益阳增热，必动其血而为衄也。

伤寒脉阴阳俱紧，恶寒发热，则脉欲厥。厥者，脉初来大，渐渐小，更来渐渐大，是其候也。如此者恶寒，甚者翕翕汗出，喉中痛。热多者，目赤脉多，睛不慧。医复发之，咽中则伤。若复下之，则两目闭。寒多者便清谷，热多者便脓血。若熏之，则身发黄。若熨之，则咽燥。若小便利者，可救之，小便难者，为危殆。

脉阴阳俱紧，则清邪中上，浊邪中下，太阳、少阴俱感邪也。恶寒者少阴，发热者太阳，脉欲厥者表邪欲传里也。恶寒甚者，则变热，翕翕汗出，喉中痛，以少阴之脉，循喉咙故也。热多者，太阳多也。目赤脉多者，睛不慧，以太阳之脉起于目故也。发汗攻阳，则少阴之热因发而上行，故咽中伤。若复下之，则太阳之邪，因虚而内陷，故两目闭。阴邪下行为寒多，必便清谷。阳邪下行为热多，必便脓血。熏之，则火热甚，身必发黄。熨之，则火热轻，必为咽燥。小便利者，为津液未竭，犹可救之。小便难者，津液已绝，则难可制而危殆矣。

伤寒发热，口中勃勃气出，头痛，目黄，衄不可制，贪水者必呕，恶水者厥。若下之，咽中生疮，假令手足温者，必下重，便脓血。头痛目黄者，若下之，则两目闭。贪水者，脉必厥，其声嘤①，咽喉塞。若发汗，则战栗，阴阳俱虚。恶水者，若下之，则里冷不嗜食，大便完谷

---

① 嘤：哽塞，哽咽。

出。**若发汗，则口中伤，舌上白苔，烦躁，脉数实，不大便，六七日后必便血，若发汗，则小便自利也。**

伤寒发热，寒变热也。口中勃勃气出，热客上膈也。头痛目黄，血不可制者，热烝于上也。《千金》曰：无阳即厥，无阴即呕。贪水者必呕，则阴虚也。恶水者厥，则阳虚也。发热口中勃勃气出者，咽中已热也。若下之，亡津液，则咽中生疮，热因里虚而下。若热气内结，则手足必厥。设手足温者，热气不结而下行，作叶热利，下重便脓血也。头痛目黄者，下之，热气内伏则目闭也。贪水为阴虚，下之又虚其里，阳气内陷，故脉厥，声嘤，咽喉闭塞。阴虚发汗，又虚其阳，使阴阳俱虚而战栗也。恶水为阳虚，下之又虚胃气，虚寒内甚，故里冷不嗜食。阳虚发汗，则上焦虚燥，故口中伤烂，舌上白苔而烦躁也。经曰：脉数不解，合热则消谷喜饥。至六七日不大便者，此有瘀血，此脉数实，不大便六七日，热蓄血于内也。七日之后，邪热渐解，迫血下行，必便血也。便血发汗，阴阳俱虚，故小便利。

下利，脉大者，虚也，以其强下之故也。设脉浮革，因尔肠鸣者，属当归四逆汤主之。

脉大为虚，以未应下而下之，利因不休也。浮者，按之不足也。革者，实大而长微弦也。浮为虚，革为寒，寒虚相搏，则肠鸣，与当归四逆汤补虚散寒。

《活人》云：虚者，十补勿一泻，强实者泻之，虚实等者，虽泻勿大泄之，此金匮语也。

吴氏云：凡有恶风恶寒者，凡腹满时减时满者，凡腹胀满，可揉可按虚软者，凡阴虚劳倦，凡手足逆冷，尺脉弱者，凡脉在表，俱不可下。凡脉沉不实不疾，按之无力者，凡亡血家，及妇人经水适来适断，或热入血室，与夫胎前产后崩漏等证，及小便频数，小便清而大便秘者，俱不可下。

辨可下病脉证并治第二十一

大法，秋宜下。

秋时阳气下行，则邪亦在下，故宜下。

凡服下药，用汤胜丸，中病即止，不必尽剂也。

汤之为言荡也，涤荡肠胃，溉灌脏腑，推陈燥结，却热下寒，破散邪疫，理导润泽枯槁，悦人皮肤，益人血气。水能净万物，故胜丸散。中病即止者，如承气汤证云。若一服利而止后服，又曰：若一服谵语止，更莫复服，是不必尽剂。

下利，三部脉皆平，按之心下硬者，急下之，宜大承气汤。

下利者，脉当微厥，今反和者，此为内实也。下利，三部脉平者，已为实，而又按之，心下硬者，则邪甚也，故宜大承气汤下之。

下利，脉迟而滑者，内实也，利未欲止，当下之，宜

大承气汤。

经曰：脉迟者，食干物得之。《金匮要略》曰：滑则谷气实。下利，脉迟而滑者，胃有宿食也。脾胃伤食，不消水谷，是致下利者，为内实。若但以温中厚肠之药，利必不止，可与大承气汤，下去宿食，利自止矣。

王宇泰云：脉迟而有力，方可用此法。若无力而外证无所据者，恐虚寒，不宜妄投大承气也。

问曰：人病有宿食，何以别之？师曰：寸口脉浮而大，按之反涩，尺中亦微而涩，故知有宿食，当下之，宜大承气汤。

寸以候外，尺以候内，浮以候表，沉以候里。寸口脉浮大者，气实血虚也，按之反涩，尺中亦微而涩者，胃有宿食，里气不和也，与大承气汤以下宿食。

王三阳云：尺涩，亦有血虚者，须审外证恶食气否①，及胸膈饱闷否，方是。

下利，不欲食者，以有宿食故也，当下之，与大承气汤。

伤食则恶食，故不欲食，如伤风恶风，伤寒恶寒之类也。

王三阳云：亦有热在胃口，不能食者，不宜下。

下利瘥后，至其年月日复发者，以病不尽故也，当下

---

① 否：阻隔不通。《后汉书·蔡邕传》："是故天地否闭，圣哲潜行。"

之，宜大承气汤。

乘春则肝先受之，乘夏则心先受之，乘至阴则脾先受之，乘秋则肺先受之。假令春时受病，气必伤肝，治之难愈。邪有不尽者，至春时元受月日，内外相感，邪必复动而痛也。下利为肠胃疾，宿积不尽，故当下去之。

下利，脉反滑，当有所去，下之乃愈，宜大承气汤。

《脉经》曰：脉滑者，为病食也。下利脉滑，则内有宿食，故云当有所去，与大承气汤以下宿食。

病腹中满痛者，此为实也，当下之，宜大承气汤。

《金匮要略》曰：病者腹满，按之不痛为虚，痛为实，可下之。腹中满痛者，里气壅实也，故可下之。

伤寒后，脉沉，沉者内实也，下解之，宜大柴胡汤。

伤寒后为表已解，脉沉为里未和，与大柴胡汤，以下内实。经曰：伤寒瘥已，后更发热，脉沉实者，以下解之。

脉双弦而迟者，必心下硬。脉大而紧者，阳中有阴也，可以下之，宜大承气汤。

《金匮要略》曰：脉双弦者，寒也。经曰：迟为在脏。脉双弦而迟者，阴中伏阳也，必心下硬。大则为阳，紧则为寒，脉大而紧者，阳中伏阴也，与大承气汤，以分阴阳。

《活人》云：伤寒里证，须看热气浅深，故仲景有直下之者，如大小承气、十枣、大柴胡汤是也。有微和其胃气者，如调胃承气汤、脾约丸，少与小承气微和之之类是也。

李东垣云：下药用大承气汤最紧，小承气次之，调胃承气又次之，大柴胡汤又次之。

王宇泰云：《屠氏四时治要》谓，仲景活人书，下证俱备，当行大承气，必先以小承气试之；合用大柴胡，必先以小柴胡试之。按汤剂丸散，生灵之司命也；死生寿夭，伤寒之瞬息也。岂以试为言哉？昔鸡峰张锐①，宋之神医也。疗一伤寒，诊脉察色皆为热极。煮承气汤欲饮，复疑，至于再三，如有掣其肘者。姑持药以待，病者忽发战悸，覆绵衾四五重，稍定，有汗如洗，明日脱然。使其药入口，则人已毙矣。由是观之，则屠氏之探试，虽非仲景本旨，得非粗工之龟鉴②欤。

---

① 张锐：宋代医家，字子刚。撰《鸡峰备急方》等。
② 龟鉴：喻借鉴。龟，龟甲，可占吉凶；鉴，镜，可照人。

校注后记

一、作者生平

张遂辰，字卿子。生于明万历十七年（1589），卒于清康熙七年（1668）。原籍江西，随其祖迁居浙江钱塘。张氏少羸弱，医不获治，乃自检方书，发奋习医，上自岐、鹊，下至刘、张、朱、李诸家，皆务穷其旨，病遂已。世延之治，辄愈，故杭城居民将其居处地称为张卿子巷。张氏培养了沈亮宸、张开之等大批学验俱富的弟子，尤以张志聪、张锡驹最著，与之并称为"钱塘三张"。另著有《张卿子经验方》《秘方集验》。遂辰亦善诗古文，与当时著名文学家、医学家陆圻交往甚密，诗有《湖上白下集》，为杭州著名"西泠十子"之一。

二、版本考证

本次校注所选底本为清初圣济堂刻本，藏于中国中医科学院图书馆。全书共六册，上下单栏，左右双边，九行，每行二十字，白口，双鱼尾，两尾之间题卷数与页码。首严器之序，次林亿上《伤寒论》表，次医林列传（张机、王叔和、成无己），次《伤寒论序》，次凡例（三条），次音释，次正文。

据《中国中医古籍总目》载，《张卿子伤寒论》有8个版本，南京中医药大学馆藏的清初刻本，因破损严重，未经修复，不宜出示，调研时未能见到。苏州大学医学院图书馆藏一清刻本，但实查已佚。中国医学科学院图书馆馆藏之"明刻本"为诸版本中最早最完善者，然据其封面、自序、体例、目录等均无法找到依据，且见多处俗字及现代简化字，为民间仿刻本。清初刻本圣济堂藏板内容和"明刻本"未见差异，最能体现原本原貌。清文翰楼刻本略晚于清初刻本圣济堂藏板，与其为同一版本体系。清锦和堂刻本与清初刻本圣济堂藏板非同一版本体系，存在较多错讹内容。经考，《张卿子伤寒论》一经刊出，合赵开美版《仲景全书》中的《伤寒论》《金匮要略方论》《伤寒类证》《注解伤寒论》成为张卿子手定版《仲景全书》，并很快传入日本，被称为江户版《仲景全书》，宝历六年（1756）的日本京师书坊刻本是其刊印的版本之一，后又传回我国，藏于中国中医科学院图书馆，因迁址闭馆未能借出详校。河南中医学院图书馆馆藏的仲景全书（五种本），序言中明确记载《张卿子伤寒论》乃日本京师书坊刻本之仿刻。

三、《张卿子伤寒论》的学术价值及其影响

《张卿子伤寒论》价值颇高，影响深远。成无己之《注解伤寒论》为伤寒类书中的精品，被历代医家奉为学习《伤寒论》之圭臬。而张氏此书，又以《注解伤寒论》为基石，倾毕生之所学，抒生平之心得，博采明代诸贤之言以充其论，实为清前《伤寒论》研究之集大成者。

1. 汲取精华，兼收并蓄

张卿子继承《注解伤寒论》之精粹，又将成无己其他著作如《药方论》的有关内容，以成氏云或成无己云等方式，补于注释中，可谓相得益彰，较完整地体现了成无己的学术思想。如释小柴胡汤方，成注以《内经》文为据，将药物性味功能，结合证治阐释。张卿子选《药方论》注曰："伤寒邪气在表者，必渍形以为汗，邪气在里者，必荡涤以为利，其于不外不内半表半里，是当和解则可也。"增此注先谈邪在表者，必顺势发汗解表，使邪随汗解；后言邪在里而成实者，则攻下实邪，使邪从下泄；而邪介于不外不内，半表半里者，为邪在少阳，枢机不利，治当和解枢机，鼓舞正气，使半表半里之邪外解。其义明晰，便于掌握。

2. 结合临床，独抒己见

在《辨痓湿暍脉证并治》："问曰：风湿相搏，一身尽疼痛，法当汗出而解，值天阴雨不止。医云此可发汗，汗出不愈者何也？答曰：发其汗，汗大出者，但风气去，湿气在，是故不愈也。"成注曰："值天阴雨不止，明其湿胜也。《内经》曰阳受风气，阴受湿气……风湿相搏，则风在外，湿在内，汗大出者，其气暴，暴则外邪出，而里邪不能出，故风去而湿在。"张卿子认为："风湿相搏，法当汗出而解。使微微蒸发，表里气和，风湿俱去。一若成注，似以表言风，以里言湿，则不可。"对如何治疗问题，选王宇泰注语以明其意曰："风湿宜汗，桂枝加白术黄芪防己汤。"可见他尊成无己而不盲从，真善学哉。

3. 维护旧论，亦有瑕疵

张氏宗"风则伤卫""寒则伤荣""风寒两伤荣卫"三纲鼎立之说。张卿子选许叔微注曰："仲景治伤寒，一则桂枝，二则麻黄，三则青龙，三方鼎立。若证候与脉相对，无不应手而愈。药证相符，其效卓显。"张卿子的学生张志聪则提出疑义曰："若夫天之风寒伤人气血，或中于阴，或中于阳，无有恒常者也。"又曰："须知风寒，皆为外邪，先客皮毛，后入肌膜，留而不去则入于经，留而不去则入于腑，非风伤卫而寒伤荣也。"说明风寒伤人，由表及里，由浅入深，未必是风必伤卫，寒必伤荣，然此亦不过白璧微瑕。

总 书 目

卫生编

袖珍方

仁术便览

古方汇精

圣济总录

众妙仙方

李氏医鉴

医方丛话

医方约说

医方便览

乾坤生意

悬袖便方

救急易方

程氏释方

集古良方

摄生总论

辨症良方

活人心法（朱权）

卫生家宝方

寿世简便集

医方大成论

医方考绳愆

鸡峰普济方

饲鹤亭集方

临症经验方

思济堂方书

济世碎金方

揣摩有得集

亟斋急应奇方

乾坤生意秘韫

简易普济良方

内外验方秘传

名方类证医书大全

新编南北经验医方大成

临证综合

医级

医悟

丹台玉案

玉机辨症

古今医诗

本草权度

弄丸心法

医林绳墨

医学碎金

医学粹精

医宗备要

医宗宝镜

医宗撮精

医经小学

医垒元戎

医家四要

证治要义

松厓医径

扁鹊心书

素仙简要

慎斋遗书

折肱漫录

丹溪心法附余

IV